비마취통증의학과 의료진을 위한
쉬운 진정마취

비마취통증의학과 의료진을 위한 쉬운 진정마취

민두재

KU PRESS
고려대학교
출판문화원

책머리에

현재 위 · 대장 내시경에서부터 의료 영상 검사까지 많은 의료 분야에서 진정마취가 진행되고 있으며 당일 수술의 증가와 환자들의 의료 서비스에 대한 기대치가 높아짐에 따라 진정마취의 수요는 점점 증가할 것으로 예상된다. 이러한 진정마취의 수요는 마취과 의사가 감당하기에는 수요가 넘치며 이미 상당한 수의 진정마취는 비마취과 의료진에 의해 이루어지고 있다. 그럼에도 불구하고 비마취과 의료진을 위한 진정마취에 대한 교육과 전문 지식의 공유가 체계적으로 이루어지지 않았다. 비마취과 의료진의 경우, 의료인 개개인의 경험에 의해 진정마취가 이루어지는 경우가 많아 종종 의료사고와 약물 오 · 남용 등으로 사회적 물의를 일으키는 경우를 주위에서 볼 수 있었다. 이에 본 저자는 좀 더 쉽게 진정마취의 관련 지식을 전달하고자 이 책을 집필하게 되었다. 책을 준비하는 과정에서 도움을 준 최윤지, 정하늘에게 감사의 말을 전한다.

2018년 12월

민두재

차례

진정마취란?

진정의 정의

진정법이란 의사가 의학적 진단 및 치료 시술 등으로 수술을 시행하는 과정에서 환자의 불안과 공포 및 통증을 경감시키기 위하여 약물을 통하여 불안과 통증을 조절하는 의료 행위다. 마취과학에서 진정이란 의식 수준을 낮추기 위하여 약물로 중추 신경계를 억제하는 기법으로 유사한 개념을 지닌 단어로는 항불안(anxio-lysis), 졸림(somnolence), 기면(drowsiness), 최면(hypnosis), 진통(analgesia), 기억상실(amnesia) 등이 있다. 진정마취는 영문으로는 sedation anesthesia 또는 sedation and analgesia라고 표현하는데, 마취 심도에 따라 가벼운 진정에서부터 전신마취까지 연속적으로 연결된다. 마취 심도에 따른 진정의 분류는 크게 네 단계로 나누어 정리하여 보았다. 우선 가징 낮은 단계의 진정은 항불안 효과로 시술 중 불쾌한 자극이나 상황으로부터 불안을 최소화하는 것을 목표로 한다. 수술 전 처치가 여기에 해당된다. 중등도의 진정은 의식저하 상태로 통증이나 자극에 의해 반응할 수 있으며 기억 소실을 동반한다. 이를 의식 진정(conscious anesthesia)이라 하며 대부분의 간단한 검사나 술기에 이용된다. 깊은 수준의 진정마취는 주름 제거 수술, 코중격 교정술과 같은 좀 더 자극적인 수술에 적용이 가능한 반면 기도유지가 요구될 수 있어 좀 더 주의가 필요하다. 그 이상의 마취 심도가 요구된다면 전신마취를 고려하여야 한다.

진정마취는 부위마취 하에서의 수술, 치과 시술, 내시경, 심도자, 그 외 장시간에 걸친 시술, 중환자실 환자 관리, 소아나 극심한 불안으로 협조가 안 되는 성인 환자의 관리에 이르기까지 다양한 의료 영역에 사용되고 있다. 또한 최근 들어서는 수술실에서 마취과 의사에 의한 진정 외에도 마취과 수련을 받지 않은 의료진에 의해 시행되는 진정마취의 수가 늘고 있는 추세이다. 그러나 진정마취를 시행하는 경우 시술의 종류와 환자의 상태(환자의 진정 정도, 통증의 강도, 생체 징후)를 고려해야 하며 그에 따라 적절한 진정법을 설계하고 그에 따른 진통제와 진정제의 용량을 조절하는 것이 필요하며 진정이 깊어지는 경우 자발적인 기도 및 호흡 유지 능력이 저하될 수 있어 환자의 기도유지를 위한 보조 장치가 필요하거나 마취제 용량 조절, 보조적인 산소 투여가 필요할 수 있다. 이에 더해 진정마취의 단계는 불분명하며 처음 선택한 진정의 상태가 끝까지 유지된다고 보장할 수 없어 세심한 주의와 적절한 환자의 의식 평가가 중요하다고 할 수 있겠다. 마취 심도의 평가는 간단한 질문에 대한 환자의 반응을 통해 알 수 있으며 통증의 반응이나 바이스펙트랄 지수(Bispectral Index Score, BIS), 엔트로피(entropy), 중간 잠복기 청각 유발전위(Mid-Latency Auditory Evoked Potentials, MLAEPS) 등의 장비를 통해 간접적으로 평가하기도 한다.

진정의 분류

최소 진정 (minimal sedation)	약물에 의해서 불안이 해소된 상태. 이 상태에서 환자는 구두 명령에 반응할 수 있다. 인지 기능과 조정 기능이 저하되나 심혈관계 기능은 영향을 받지 않는다.
중등도 진정 (moderate sedation)	과거에는 의식 진정(conscious sedation)으로 표현하였는데, 약물에 의해서 의식이 저하된 상태이다. 이 상태에서 환자는 구두 명령에 또는 가벼운 접촉 자극과 구두 명령이 동반될 때 명령에 의미 있는 반응을 할 수 있다. 기도를 적절히 유지하기 위한 처치는 필요 없고 자발적인 환기가 가능하다. 심혈관계 기능은 대개 유지된다.
깊은 진정 (deep sedation)	약물에 의해서 환자가 쉽게 깨지는 않으나 반복되는 자극이나 통증 자극에 의도적으로 반응할 정도로 의식이 저하된 상태이다. 이 상태에서 환자는 적절한 기도유지를 위하여 도움이 필요할 수 있고 자발적인 환기 기능이 부적절할 수 있다. 심혈관계 기능은 대개 유지된다.
전신마취 (general anesthesia)	약물에 의해서 통증 자극에도 환자가 깨지 않을 정도로 의식이 소실된 상태이다. 이 상태에서 환자 스스로 환기 기능을 유지하는 능력은 대개 손상된다. 약물에 의하여 신경-근 작용이 억제될 수도 있어 기도 확보나 양압환기가 요구되기도 한다. 또한 심혈관계 기능도 약화된다.

진정은 그 정도에 따라 위의 네 단계로 나뉘며 임상적으로는 각 단계의 구분이 애매하여 적절한 마취 심도를 유지하기 위해서는 지속적인 감시와 약물의 조절이 필요하겠다. 다음 그림 1-(a)와 (b)는 마취의 심도에 따라 나타나는 생리 증상들을 마취의 심도에 따라 순차적으로 기술한 그림이다.

그림 1-(a). 마취 심도에 따른 신체의 생리적 변화

진정의 단계별 증상

의식정상-불안

의식정상-항불안

몽롱하지만 의식은 정상

눈은 뜨지만 발음은 어눌하다

눈은 감은채로 질문에 적절히 대답한다

소리에 눈은 뜨지만 정신이 혼미하다

눈을 감은채 통증에 따라 몸이 반응하고 신음소리를 낸다

일반 공기 흡입시 산소포화도가 떨어진다

눈을 감은 채 통증에 신음 소리를 내지만 몸은 적절히 반응하지 않는다

이산화탄소가 혈중에 쌓인다

산소 2L에도 산소포화도가 떨어진다

통증에 반응이 없다

저환기, 구역반사(gag reflex)가 약해진다

무호흡, 저혈압

사망

그림 1-(b). 마취 심도에 따른 신체의 생리적 변화

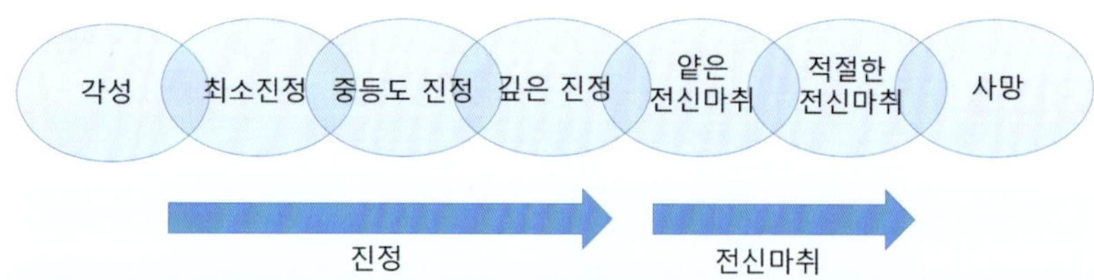

마취 전 준비

진정마취 전 준비사항

진정 전 수술의 내용 및 환자의 요구를 파악하여 마취의 방법을 결정함으로써 수술 중 환자의 협조뿐만 아니라 수술 후 환자의 만족도를 함께 증가시킬 수 있었다.[12] 또한 진정 전 준비를 철저히 함은 수술 중 발생할 수 있는 문제점을 미리 예측하게 하고 좀 더 안전하게 수술을 진행할 수 있도록 도와준다. 밑의 표 1은 진정 시 기본적으로 준비하여야 할 사항을 정리한 표이다.

표 1. 환자 진정 시 사전 준비 확인표

항목	준비 사항
진정 전 환자 평가	환자 평가표 기도/심폐/신장 기능 등의 환자와 보호자에 대한 설명 동의서(informed consent)

<table>
<tr><td colspan="2">처치 장비 및 기구</td><td>산소
안면 마스크
코삽입관(nasal cannula)
흡인기, 흡인용 카테터
호기말 이산화탄소 분압 측정기
맥박 산소 계측기
환자 감시 장치
심전도
혈압
기도유지용 기구
베개
기도유지기(경구, 경비)
기관 내 삽관용 장비(후두경, 기관내 삽관 튜브 등)
경맥 내 카테터, 수액</td></tr>
<tr><td colspan="2">약제</td><td>진정제(미다졸람, 프로포폴, 케타민 등)
진통제(알펜타닐, 레미펜타닐, 케타민 등)
기타 약제(리도카인, 글리코필로레이트 등)</td></tr>
<tr><td rowspan="2">약제 투여 장비</td><td>ACS
자동화 기기</td><td>주사기
일정 속도 주입기(contiunous infusion device)
목표 농도 조절 주입기(target-controlled infusion device)</td></tr>
<tr><td>PCS 자가
조절 장치</td><td>환자 진정 조절 장비(patient controlled sedation(PCS) device)</td></tr>
</table>

환자의 수술 전 평가

수술 전 환자 평가는 환자의 병력과 신체 및 정신 상태에 대한 정보를 얻어 그 정보를 바탕으로 마취 계획을 세워, 수술 전후 환자 관리의 질을 높이고 비용을 줄이기 위해 시행한다. 경도의 진정 시 수술 전 평가의 효과에 대해서는 아직까진 좀 더 논의가 필요할 것으로 생각되며 중등도 이상의 진정 시 수술 전 평가(과거력, 이학적 검사)는 마취에 대한 환자의 만족도와 합병증을 줄이는 것으로 알려져 있다. 현재 미국마취과학회에서도 중등도 이상의 진정 시 수술 전 평가를 권고하고 있다.[3] 필자 또한 깊은 심도의 진정 시 수술 전 평가는 전신마취에 준해 시행하는 것이 바람직하다고 생각한다.

수술 전 점검 목록

1) 과거력

1. 기저 질환, 주요 장기의 병력, 알레르기
2. 전 진정마취 기왕력이나 수술력, 전 마취시 발생한 합병증
3. 약물 복용력, 약물 이상 반응, 약물 상호작용
4. 금식 시간
5. 담배, 마약, 음주력, 약물중독

2) 기도의 평가

진정마취 중 예상치 않은 기도폐쇄가 발생할 수 있으며 발생시 양압환기가 필요할 수 있다. 시술 전 기도 평가는 기도폐쇄시 발생할 수 있는 위험도를 평가하여 사전에 적절한 기도유지를 위한 준비를 하는 데 도움이 된다.

1. 과거력: 지난번 마취시 발생한 기도 문제점, 코골이, 수면 무호흡증, 류마토이드 질환, 유전적 질환(trisomy 21)
2. 해부학적 요인: 혀와 인두의 구조물, 환추후두관절의 신전정도(atlanto-occipital joint extension), 하악의 공간을 평가한다.
3. 평가하는 검사법으로 후두기관 내 삽관시 어려움 분류법(Modified Mallampati

Classification, III 이상, 그림 2), 환추후두관절부 신전각(atlanto-occipital joint extension angle; 35도 미만), 경추운동범위(90도 미만), 흉골결절턱끝 거리(sternomental distance; 12.5cm 이하), 갑상턱끝 거리(thyromental distance; 6cm 이하), 하악골의 수평적 길이(horizontal length of the mandible; 9cm 이하), 설골턱끝 거리(hyomental distance 세손가락 이하)시 기도관리가 어려운 소견을 나타낸다. 모든 검사가 100% 민감도를 나타내고 있는 것은 아니며 종합적으로 평가하여야 한다.

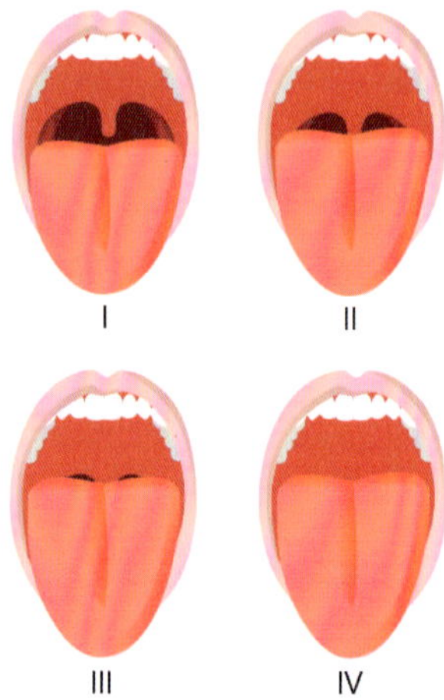

그림 2. 후두기관 내 삽관시 어려움 분류법(Modified Mallampati Classification)

Class 1 연구개(soft palate), 목구멍(fauces), 목젖(uvula)전체, 후구개궁(posterior pillar)이 다 보임

Class 2 연구개(soft palate), 목구멍(fauces), 목젖(uvula) 일부가 보임

Class 3 연구개(soft palate), 목젖(uvula)의 바닥이 보임

Class 4 경구개(hard palate)만 보임

출처: https://commons.wikimedia.org/wiki/File:Mallampati.svg#filelinks

금식

수면 마취에서의 금식은 진정 정도에 따라 달라질 수 있는데, 미국 마취과학회에서는 중등도 이상의 진정에서 금식하는 것을 추천하고 있으며 깊은 진정 시에는 필수로 요구된다.[4] 위 내용물 흡인으로 인한 폐렴의 사망률이 마취 관련 사망의 10-30%를 차지하고, 위 내용물의 폐 흡인은 저산소증, 폐부종, 급성호흡부전

에 이를 수 있으므로 환자들에게 충분히 설명하고 금식을 유지시킨다.

표 2. 금식 기준

소화 내용물	최소 금식기간
첨가물 없는 물	2 hr
모유	4 hr
이유식	6 hr
우유	6 hr
간단한 음식	6 hr

Reference

1. Solomon SA, Kajla VK, Banerjee AK. "Can the elderly tolerate endoscopy without sedation?" *Journal of the Royal College of Physicians of London*. 1994 Sep-Oct;28(5):407-10. PubMed PMID: 7807427.

2. Schutz SM, Lee JG, Schmitt CM, Almon M, Baillie J. "Clues to patient dissatisfaction with conscious sedation for colonoscopy." *The American journal of gastroenterology*. 1994 Sep;89(9):1476-9. PubMed PMID: 8079923.

3. American Society of Anesthesiologists Task Force on S, Analgesia by N-A. "Practice guidelines for sedation and analgesia by non-anesthesiologists." *Anesthesiology*. 2002 Apr;96(4):1004-17. PubMed PMID: 11964611.

4. John Henderson, "Airway management in the adult." In: Ronald D. Miller(ed), *Miller's anesthesia* 7th. Philadelphia Churchill Livingstone; 2009. p. 1573-1610.

진정제

약동학

약동학이란 체내에서 약물이 흡수(absorption), 분포(distribution), 제거(elimination)되는 과정에서 일어나는 약물의 변화를 말한다.

1. 약물의 흡수(absorption)

생체이용률(bioavailability)은 투여된 약물의 양과 활성화된 형태로 혈중에 도달하는 약물의 양의 비율로 정의한다. 이는 흡수의 약동학적 지표이며 정맥으로 투여된 용량은 모두 체순환으로 들어가므로 생체이용률은 100%가 되고, 이를 기준으로 하여 다른 경로(경구 혹은 근육)로 투여한 경우의 흡수는 이와 비교하여 표시한다. 약물이 정맥으로 투여되지 않은 경우 추가 용량을 사용할 때에는 약물 흡수에 필요한 시간을 기다려서 투여하여야 한다. 이 때 약물의 흡수는 예상하기 어려운 경우가 많으므로 약물을 반복해서 투여하는 것은 권장되지 않는다.

2. 약물의 분포(distribution)

약제가 흡수되면 혈관 내로 순환하여 대부분의 신체 조직으로 분포한다. 분포용적(volume of distribution)이 증가할수록 목표한 약물 농도에 도달하기 위한 약물 투여량이 증가한다. 분포의 속도는 조직으로 가는 관류량에 비례하며, 심장, 폐, 간, 신장은 관류량이 많아 약물이 이 구획으로 빠르게 순환한다. 진정 약물의 효과처는 뇌조직이므로 이곳으로 분포되어 효과처 농도가 충분히 증가하면 진정 작용을 나타낸다. 중추신경계의 모세혈관의 내피세포는 별아교세포(astrocyte)에 의해 강하게 결합되고 덮여있는데 이러한 구조적인 차이를 혈액뇌장벽(blood brain barrier)으로 설명한다. 혈액에서 뇌조직으로 빠르게 분포하기 위해서는 약물의 지질용해도가 높아야 한다.

(1) 단백 결합(protein binding)

혈액 내에 순환하는 약물은 다양한 비율로 혈장 단백과 결합하고 있는데, 결합하고 있지 않은 자유형이 혈액에서 조직으로 분포하고 제거된다. 따라서 환자의 신체 상태가 혈장 단백의 부족을 포함하는 경우 약제의 용량을 줄여서 투여하여야 하며 심한 간질환과 신질환의 경우가 이에 해당한다. 정상적으로 혈장 단백은 나이가 증가함에 따라 감소하지만 약물의 사용에 있어서 나이에 따른 변화는 임상적 중요성은 없으며, 단지 환자의 병태생리학적인 변화와 질환의 중증도에 따른 혈장단백의 변화가 중요하다.

(2) 지질 용해도(lipid solubility)

진정 약물은 서로 다른 지질 용해도를 가지며 약물의 지질 용해도는 세포막으로의 확산과 관련하여 발현(onset) 시간의 차이를 나타낸다. 지질 용해도가 높은 약물을 정맥 투여하면 혈액 내로 순환 후 혈액뇌장벽과 뇌로 빠르게 분포한다. 따라서 지질 용해도가 낮은 진정 약물은 정맥 투여로 적정하기 위해 거의 사용되지 않는다.

3. 약물의 분포와 제거

진정 약물 효과의 지속 시간은 혈중 농도의 감소와 관련이 있다. 그러나 제거 반감기(elimination half life)가 긴 약물이 진정 지속 시간이 길 것이라고 잘못 알려져 있다. 약물을 인체에 주입할 때 3구획 모형으로 설명하는데 V_1 은 중심구획으로 뇌, 심장, 폐, 신장과 같은 혈관이 많은 조직이고 V_2와 V_3는 말초 구획으로 혈관이 적은 근육과 지방 조직이 이에 해당한다. 반감기는 혈중 농도가 50% 감소하는데 걸리는 시간으로 1회 정맥 투여 후 혈중 농도의 감소는 초기의 빠른 감소와 후기의 느린 감소로 이루어진다. 초기의 빠른 감소는 분포 반감기(distribution half life)에 의해 결정되고 그 후 느린 감소는 제거 반감기에 의해 결정된다. 진정 지속 시간은 약물이 제거되기 전 분포와 재분포에 의해 의존하게 되므로 제거 반감기보다 분포 반감기에 더 많은 상관관계를 가진다.

약물의 혈중 농도는 반복 투여 후 증가하게 되고, 이에 따라 진정 지속 시간이 길어지는데 이는 약물이 조직에 포화되고 제거 과정이 시작되기 때문이다. 예를 들어 미다졸람(midazolam)을 정맥에 주사한 후 지속 시간은 약 10-15분에 불과한데 이는 이 약물의 분포 반감기와 같으며 긴 진정이 필요하게 되면 추가 용량이 필요하게 된다. 분포와 재분포가 진정 지속 시간을 결정하는 반면, 약물의 제거는 퇴원 시에 고려되어야 한다. 잔여 혈중 농도는 깊은 진정을 유발하지는 않더라도 정신운동 회복(psychomotor recovery)에 영향을 줄 수 있다.

4. 지속 주입

지속 주입으로 약물을 투여하는 방법은 깊은 진정과 전신마취에서 흔히 사용된다. 간헐적인 반복 투여를 하게 되면 시술에 요구되는 혈중 농도보다 많거나 적게 되는데, 이 방법은 비교적 짧은 시술에 사용할 수 있다. 중등도 및 깊은 진정이 요구되는 오래 걸리는 시술은 지속 주입을 시행하여야 하고 이에 대한 약동학적 원리를 이해하는 것이 필요하다.

지속 주입 시간이 길어질수록 회복 시간이 길어질 수 있으며, 이는 말초 구획 내에 약물 농도가 증가하고 제거 기전이 포화되었기 때문이다. 약제마다 갖고 있는 특성 중에 상황 민감성 반감기(context sensitive half time)가 있는데, 이는 다양한 기간 동안 약물 주입 후 중단하였을 때 혈중 농도가 50% 감소되는 데 걸리는 시간으로 정의한다[3]. 그 후 혈중 농도의 감소는 분포와 제거에 영향을 받는다. 프로포폴(propofol)과 레미펜타닐(remifentanil)은 상황 민감성 반감기가 매우 짧아서 오래 지속 주입한 후에도 혈중 농도가 증가하지 않고 빠른 회복이 가능하여 지속 주입에 적합하다. 그러나 다이아제팜(diazepam)과 펜타닐(fentanyl)은 상황 민감성 반감기가 길어 지속 주입에 사용되지 않는다.

진정약제

1. 벤조다이아제핀(Benzodiazepines)

벤조다이아제핀은 높은 치료지수(therapeutic index)를 가지며 완만한 용량 반응 곡선을 나타내므로 대부분의 진정 시술에서 많이 사용된다. 최소 진정을 시행할 때 권장 용량에서 호흡기계와 심혈관계에 대한 영향이 적지만, 용량에 비례하여

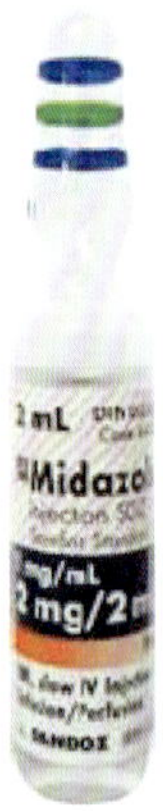

환기 억제가 나타나며 무의식을 유발할 수 있는 고용량에서는 일시적 무호흡이 나타난다. 특히 만성 폐쇄성 폐질환이 있거나 폐쇄성 수면 무호흡증이 있는 환자에서는 상기도 기도폐쇄를 일으킬 수 있어서 더욱 주의하여 사용하여야 한다. 최근에는 긴 반감기(24-28시간)와 정주통(injection pain)이 있는 디아제팜(diazepam)이 수용성이고 합병증이 적고 짧은 반감기(2-4시간)를 갖는 미다졸람(midazolam)* 으로 대체되었다. 미다졸람은 다른 벤조다이아제핀에 비해 대사산물도 없으며 빠른 회복이 가능하다. 반복된 투여는 축적 작용으로 과진정을 초래할 수 있어 진정 유도시 1회 주입 용량(1mg)으로 제한하며 반복하여 정맥 내로 투여한다. 환자 상태를 관찰하며 조심스럽게 투여량을 적정하는 것이 권장된다. 특히 고령의 환자에서는 연령의 증가에 따른 간혈류의 감소와 효소 활성도의 감소 효과 때문에 용량에 따라 더욱 민감하게 반응할 수 있다.[1]

과도한 졸림과 호흡 억제를 치료하기 위하여 추가적인 산소의 투여와 환기(ventilation)를 포함하는 기도관리가 중요하며 무호흡시 길항제인 플루마제닐(flumazenil)의 투여를 고려할 수 있다. 플루마제닐의 투여는 매 3-5분마다 0.2mg씩 정주하고, 환자 상태를 확인하면서 총 사용량이 1mg이 될 때까지 투여할 수 있다.

* 사진 출처: http://www.hexal-elements.de/sandoz_ca/2/index-en.php?tech=44046184&back=%2Fsandoz_ca%2F2%2Findex-en.php%3Fsection%3Dse%26search%3Dmidazolam%26search_by%3D1%26formulary%3Dnone%26submit%3DSearch&section=se

2. 프로포폴(propofol)*

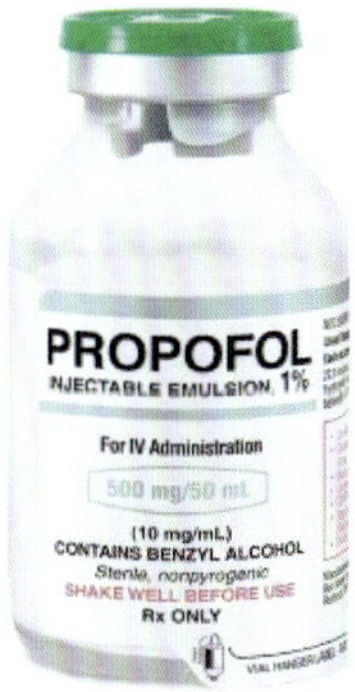

프로포폴은 진정마취에서 현재 전세계적으로 가장 널리 사용되는 진정마취제이다. 최근에는 국내에서 오·남용 사례가 증가하여 마약류 약제로 관리되고 있다. 프로로폴은 분포 용적이 크고 분포 반감기가 짧아 효과 발현이 1-2분, 지속시간은 2-8분으로 짧다. 이로 인해 다른 진정제에 비해 매우 빠른 회복을 제공하며, 초기 회복에 졸음, 기억상실, 수술 후 오심 및 구토(post operative nausea and vomiting, PONV)등이 적다.[2] 진정 용량에서도 전향기억상실(anterograde amnesia)이 나타나는 걸로 알려져 있다.[3] 이러한 장점에도 불구하고 저혈압과 호흡 억제가 심하게 나타날 수 있으므로 진정마취 시 1회 주입보다는 지속 주입을 이용하여 약물의 효과와 용량을 적정하는게 추천된다. 1회 주입 혹은 저용량의 지속 주입으로 사용될 때, 각성(emergence)은 재분포에 의해 일어나며, 이때 상황 민감성 반감기(context sensitive half time)는 짧으며 회복이 빠르다. 그러나, 프로포폴을 장기간 지속 주입하여 말초조직(peripheral tissue)이 포화되면 각성은 대사성 청소(metabolic clearance)와 관련되어 일어난다.[4] 배설은 주로 신장을 통해 이루어지는 것으로 알려져 있다. 진정마취 시 진정제와 아편유사제의 동시 사용은 상승효과가 있는 것으로 알려져 있으며, 마취과 의사의 선호도와 경험에 따라서 선택할 수 있다. 예를 들면 레미펜타닐(remifantanil)과 프로포폴[5], 알펜타닐(alfentanil)과 프로포폴[6], 알펜타닐과 미다졸람(midazolam)[7] 같은 조합을 적용할 수 있을 것이다.

* 사진 출처: www.adiam.org/app/download/8636517/Dexdor+ADIAM.pdf

3. 케타민(ketamine)*

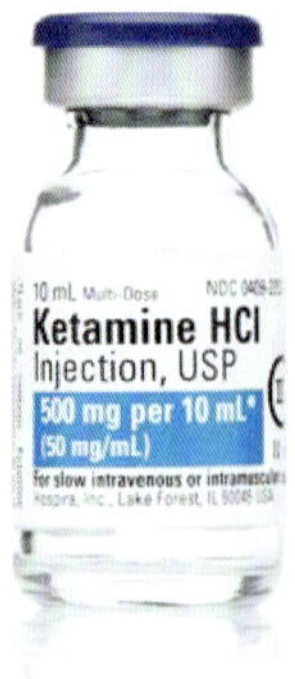

케타민은 펜시클리딘(phencyclidine)계열의 약제로 N-메틸-D-아스파르트산염(N-methyl-D-aspartate)로 불리는 글루탐산염(glutamate) 수용체의 길항제로 작용한다. 안전역이 넓고, 진통과 진정 및 기억상실을 제공하는 반면 환자를 불편하게 하는 불안, 나쁜 꿈, 수술 후 흥분을 유발할 수 있는 해리성 마취를 일으킨다. 이러한 해리성 마취의 부작용인 악몽이나 환각을 방지하기 위해 벤조다이아제핀을 병용하여 사용할 수 있다.[8] 이때 케타민 대사를 억제하여 회복이 지연될 수 있으므로 주의를 요한다. 케타민 1-2mg/kg을 정주하면 지질 용해도가 높아 혈액뇌장벽(blood brain barrier)을 빨리 통과하여 1분 내로 효과가 나타나고 다른 조직으로 재분포가 빠르게 일어나 10-15분 지속된다.[9] 기도 반사를 유지하고 기관 평활근을 이완시키므로 천식 환자에게 좋은 선택 약제이지만, 구강과 기도 분비물을 증가시켜 후두연축(laryngospasm)을 일으킬 수 있으며 이때 아트로핀(atropine), 글리코피롤레이트(glycopyrrolate) 등과 같은 항콜린성 약물이 필요하다. 호흡 및 기도유지가 잘되어 기관 내 삽관 없이 외과의 단독으로 마취하고 진정마취를 할 수 있는 장점이 있는 반면에 과용량 투여시 수술 후 오심 및 구토, 두통, 어지럼증이 증가하여 환자 회복을 지연시킬 수 있다. 다른 진정제와 함께 사용하면 용량을 적게 사용할 수 있어 부작용을 저하시키고 효과를 증진시킬 수 있다.[10]

---

* 사진 출처: https://www.buyemp.com/product/hospira-ketamine-hydrochloride-injection-usp-ciii

4. 에토미데이트(etomidate)*

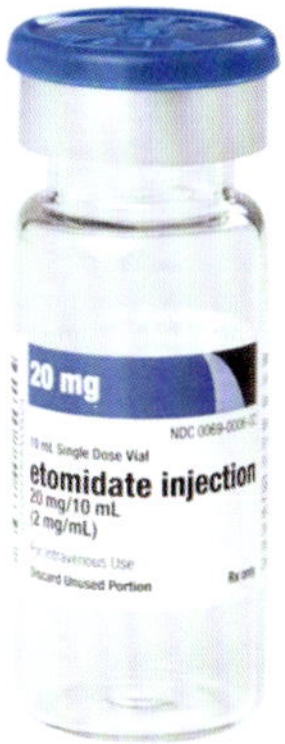

에토미데이트(etomidate)는 호흡억제가 적고 심혈관계에 영향이 적어 선호되지만 주입에 따른 통증과 근간대성 경련을 유발하여 진정마취에서는 흔히 사용되지 않는다. 그러나 빠른 회복으로 심박 정상화(cardioversion)와 같은 짧은 시술에서 선호되기도 한다. 근간대성 경련은 미다졸람(midazolam, 0.015mg/kg), 마그네슘황산염(magnesium sulfate), 펜타닐(fentanyl, 100-500μg/kg), 레미펜타닐(remifentanil, 1μg/kg) 등과 함께 사용하면 저하 시킬 수 있다. 펜타닐과 레미펜타닐은 투여량에 비례하여 호흡 억제 효과가 나타나므로 주의하여야 한다. 또한 중환자 진정을 목적으로 장기적으로 투여시 부신피질 기능 저하(adrenocortical suppression)를 일으킬 수 있으므로 주의를 요한다.[11]

5. 아편유사제

아편유사제의 추가는 진통작용뿐만 아니라 아편유사제 수용체에 작용하여 진정 작용을 일으킨다. 그러나 아편유사제는 수술 후 오심과 구토, 소양증, 호흡억제, 저혈압과 같은 부작용을 초래할 수 있다. 뿐만 아니라 벤조다이아제핀과 함께 투여하면 호흡 억제가 심하게 일어날 수 있으므로 주의 깊게 적정하여 사용하여야 한다.

* 사진 출처: http://www.loadtve.biz/etomidate-vial.html

1) 펜타닐(fentanyl)[*]

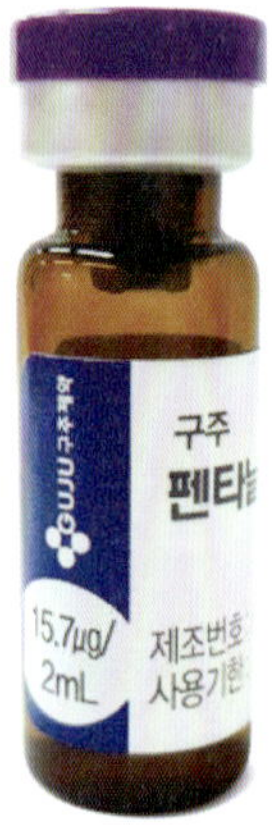

펜타닐의 작용발현은 3-5분이며, 50-100μg iv의 작용시간은 45-60분이다. 펜타닐 25-50μg iv에서도 호흡억제가 나타날 수 있다. 소아에게 1μg/kg의 용량을 정맥 내 투여하면 간단한 처치를 할 수 있는 진정도를 얻을 수 있다. 펜타닐은 다른 아편유사제와는 달리 골격근 강직을 유발할 가능성이 높으므로 흉벽과 성대의 강직으로 인해 호흡이 어려울 수 있음을 인지하여야 한다. 50μg의 소량의 펜타닐을 빠르게 주입할 경우에도 근육의 강직이 보고되었다.[12]

2) 레미펜타닐(remifentanil)[**]

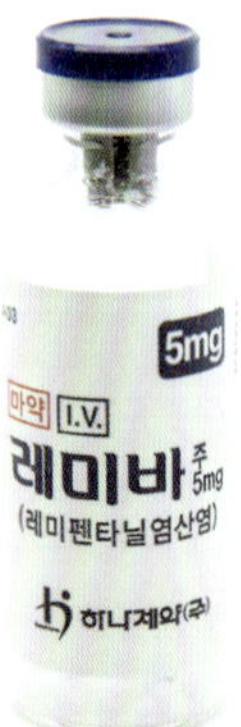

레미펜타닐은 펜타닐 유도체로써 조직과 적혈구에 있는 에스테르분해효소(esterase)에 의해 매우 빠르게 제거되므로 매우 빠른 발현 시간과 짧은 제거반감기(8-10분)를 나타내어 지속 주입 요법으로 주로 사용된다. 레미펜타닐은 간에 의해 대사되지 않아 심한 간질환에서 청소율에 영향을 받지 않으며, 신질환에 의해서도 영향을 받지 않는 것으로 알려져 있다. 진정을 위한 지속 정맥 주입 용량은 0.05-2.00μg/kg/min으로 지방을 뺀 체중(lean body mass)을 기초로 계산하여 투여하여야 한다.[13] 부작용으로 다른 아편유사제와 같이 호흡억제와 흉부 경직, 오심과 구토·서맥·저혈압 등이 발생할 수 있다.

---

* 사진 출처: http://www.guju.co.kr/product/item.php?it_id=1504945899&ca_id=&page=13&sort1=&sort2=

** 사진 출처: http://www.hanaph.co.kr/product/productList.do?page_now=2

3) 알펜타닐(alfentanil)*

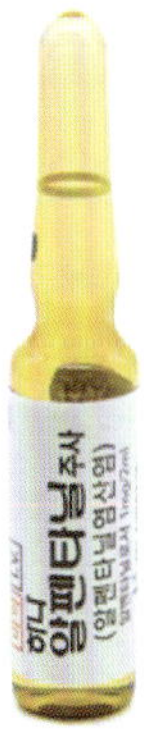

알펜타닐은 펜타닐에 비해 1/4의 효능을 가지는 반면 제거반감기는 짧아 작용시간은 15-20분이고 발현시간은 1-2분정도 소요된다. 진정마취 시 알펜타닐은 프로포폴과 함께 사용한다면 요구량의 30-50% 저하와 함께 수술 후 오심 및 구토의 빈도를 반으로 저하시킬 수 있는 것으로 알려져 있다.[14]

6. 클로랄 하이드레이트(chloral hydrate)**

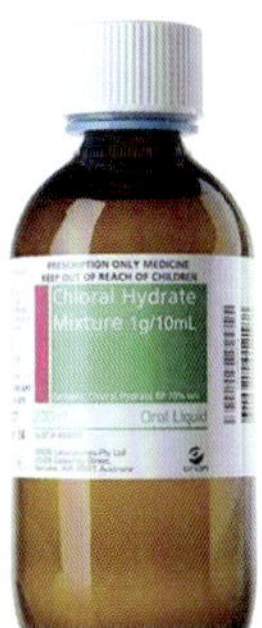

클로랄 하이드레이트는 소아 환자에서 마취과 의사 없이 외과 의사가 MRI, CT촬영 등과 같은 간단한 처치와 검사를 위한 진정을 목적으로 가장 많이 사용하는 약물이다. 투여 방법은 주로 경구 또는 항문으로 하며, 50-75mg/kg을 경구 투여시 심각한 호흡기계와 심혈관계 부작용 없이 수면을 유도하는 걸로 알려져 있다.[15] 부작용으로는 운동 불균형(motor imbalance), 흥분, 공격적인 행동, 안절부절하는 행동(restlessness) 등이 퇴원 후까지 지속될 수 있으며, 그 외에 저산소증, 오심과 구토, 설사 등도 초래될 수 있다. 일부 환자에서는 퇴원 후 가정에서 지속되는 진정, 호흡곤란, 숨막힘(choking) 등이

---

* 사진 출처: http://www.hanaph.co.kr/product/productList.do?page_now=2

** 사진 출처: https://lifeinthefastlane.com/tox-library/toxicant/anaesthetics/chloral-hydrate/

발생할 수 있어 부모의 불만족 정도를 증가시킬 수 있다. 특히 12개월 이하 소아에서 흔히 발생하며 이는 클로랄 하이드레이트 대사 과정과 관련된다.

7. 덱스메데토미딘(dexmedetomidine)*

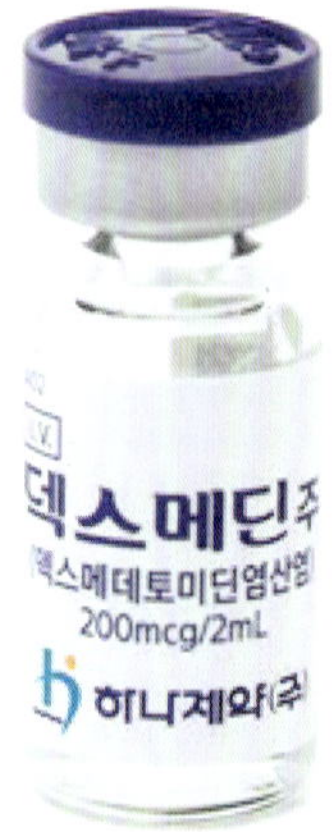

덱스메데토미딘은 $\alpha 2$-아드레날린성 수용체 작용제로 클로나딘(clonidine)보다 8배 높은 친화성을 가진다. 정맥투여하며 진정, 진통, 불안제거에 효과가 있다. 혈역학적으로 투여 시 일시적으로 혈압을 상승시키지만 일정 시간 경과후 투여용량에 비례하여 혈압과 심박수를 저하시키며 혈장 카테콜아민(catecholamine) 농도를 저하시킨다. 제거 반감기는 2-3시간이고 상황 민감성 반감기는 10분 지속 주입 후 4분이고, 8시간 지속 주입 후 250분이다.[16] 임상 용량으로 0.5-1μg/kg을 10에서 20분간 정맥으로 주입후 0.2-0.7μg/kg/h로 지속 주입한다.[17] 덱스메데토미딘은 빠르게 분포되고 주로 간에서 대사되어 소변과 대변으로 배설된다. 간 질환이 있는 경우 용량을 줄여서 투여하여야 하지만, 신장 질환이 있을 때 용량을 조절할 필요는 없는 것으로 알려져 있다.[18] 장점은 호흡억제 없이 효과적인 진정과 진통 작용을 얻을 수 있으나 부작용으로 혈압 저하, 서맥, 오심과 구토가 나타날 수 있다. 체외충격파쇄석술, 전기경련요법, 백내장 수술, 이비인후과 부비동 내시경 수술, 발치, 뇌파 촬영 등과 같은 당일 수술 또는 처치에서 효과적으로 적용되고 있으며 현재 다양한 분야에서 그 사용 범위를 넓혀가고 있다.

---

* 사진 출처: http://www.hanaph.co.kr/product/productList.do

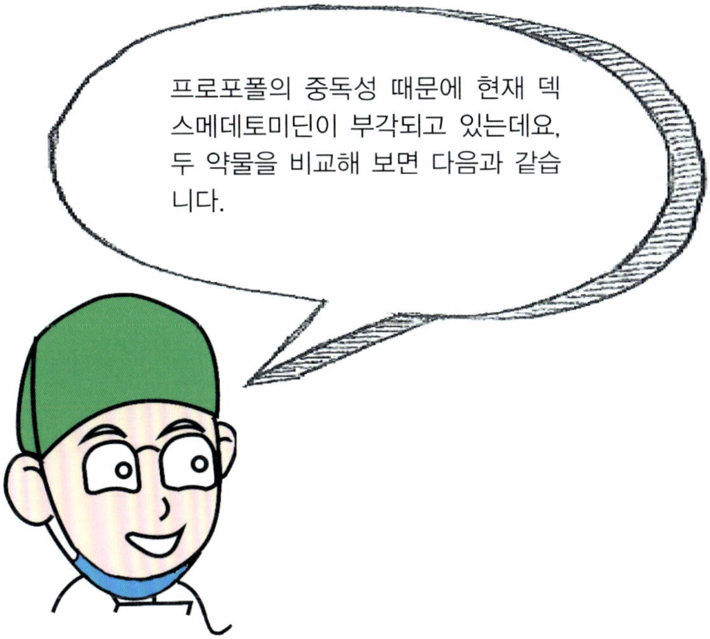
프로포폴의 중독성 때문에 현재 덱스메데토미딘이 부각되고 있는데요, 두 약물을 비교해 보면 다음과 같습니다.

약물 이름	프로포폴 (propofol)	덱스메데토미딘 (dexmedetomidine)
주입 시 통증	강함	약함
진통효과	약함	강함
기억소실	강함	약함
주입 후 발현시간	빠름	10–15분
비마취의사가 사용 시 제한점	많음	없음
서맥 발생	거의 없음	심함

표 3. 수면 마취시 진정마취제의 정량

약물	진정마취제의 용량
벤조다이아제핀 (benzodiazepines)	
미다졸람(midazolam)	프로포폴이나 레미펜타닐 주입의 전 처치로 1-2mg 사용 권장
디아제팜(diazepam)	2-8mg의 용량을 일회 정주
아편유사진통제 (opioid analgesic)	
알펜타닐(alfentanil)	자극 전 5-20㎍/kg을 2min에 걸쳐 정주
펜타닐(fentanyl)	자극 전 0.5-2㎍/kg을 2-4min에 걸쳐 정주
레미펜타닐 (remifentanil)	초기 용량으로 0.1㎍/kg/min를 5min에 걸쳐 투여한다. 자극에 잘 견딘다면 0.05㎍/kg/min으로 유지하며 환자의 상태에 따라 0.025㎍/kg/min 단위로 조절한다. 미다졸람 또는 프로포폴과 같이 사용할 때는 용량을 낮추어 사용하여야 한다. 일회 정주를 하지 않는다.
최면제(hypnotics)	
프로포폴(propofol)	0.25-0.5mg/kg 일회 투여 후 25-75㎍/kg/min 속도로 주입하게 된다.
덱스메데토미딘 (dexmedetomidine)	초기 용량으로 0.5-1㎍/kg을 10-20min에 걸쳐 준 후 0.2-0.7㎍/kg/h 속도로 지속 주입한다.

Reference

1. Greenblatt DJ, Abernethy DR, Locniskar A, Harmatz JS, Limjuco RA, Shader RI. "Effect of age, gender, and obesity on midazolam kinetics." *Anesthesiology*. 1984 Jul;61(1):27-35. PubMed PMID: 6742481.

2. Polster MR, Gray PA, O'Sullivan G, McCarthy RA, Park GR. "Comparison of the sedative and amnesic effects of midazolam and propofol." *British journal of anaesthesia*. 1993 Jun;70(6):612-6. PubMed PMID: 8329251.

3. Shafer SL. "Advances in propofol pharmacokinetics and pharmacodynamics." *Journal of clinical anesthesia*. 1993 Nov-Dec;5(6 Suppl 1):14S-21S. PubMed PMID: 8292364.

4. Barr J, Egan TD, Sandoval NF, Zomorodi K, Cohane C, Gambus PL, et al. "propofol dosing regimens for ICU sedation based upon an integrated pharmacokinetic-pharmacodynamic model." *Anesthesiology*. 2001 Aug;95(2):324-33. PubMed PMID: 11506101.

5. Nieuwenhuijs DJ, Olofsen E, Romberg RR, Sarton E, Ward D, Engbers F, et al. "Response surface modeling of remifentanil-propofol interaction on cardiorespiratory control and bispectral index." *Anesthesiology*. 2003 Feb;98(2):312-22. PubMed PMID: 12552187.

6. Vuyk J, Engbers FH, Burm AG, Vletter AA, Griever GE, Olofsen E, et al. "Pharmacodynamic interaction between propofol and alfentanil when given for induction of anesthesia." *Anesthesiology*. 1996 Feb;84(2):288-99. PubMed PMID: 8602658.

7. Gross JB, Blouin RT, Zandsberg S, Conard PF, Haussler J. "Effect of flumazenil on ventilatory drive during sedation with midazolam and alfentanil." *Anesthesiology*. 1996 Oct;85(4):713-20. PubMed PMID: 8873540.

8. White PF, Way WL, Trevor AJ. "ketamine--its pharmacology and therapeutic uses." *Anesthesiology*. 1982 Feb;56(2):119-36. PubMed PMID: 6892475.

9. Okamoto GU, Duperon DF, Jedrychowski JR. "Clinical evaluation of the effects of ketamine sedation on pediatric dental patients." *The Journal of clinical pediatric dentistry*. 1992

Summer;16(4):253-7. PubMed PMID: 1525083.

10. Slavik VC, Zed PJ. "Combination ketamine and propofol for procedural sedation and analgesia." *Pharmacotherapy*. 2007 Nov;27(11):1588-98. PubMed PMID: 17963466.

11. Fellows IW, Byrne AJ, Allison SP. "Adrenocortical suppression with etomidate." *Lancet*. 1983 Jul 2;2(8340):54-5. PubMed PMID: 6134923.

12. Vaughn RL, Bennett CR. "fentanyl chest wall rigidity syndrome--a case report."*Anesthesia progress*. 1981 Mar-Apr;28(2):50-1. PubMed PMID: 6943947. Pubmed Central PMCID: 2516388.

13. Egan TD, Huizinga B, Gupta SK, Jaarsma RL, Sperry RJ, Yee JB, et al. "remifentanil pharmacokinetics in obese versus lean patients." *Anesthesiology*. 1998 Sep;89(3):562-73. PubMed PMID: 9743391.

14. Short TG, Plummer JL, Chui PT. "Hypnotic and anaesthetic interactions between midazolam, propofol and alfentanil." *British journal of anaesthesia*. 1992 Aug;69(2):162-7. PubMed PMID: 1389820.

15. Boswinkel JP, Litman RS. "Sedating patients for radiologic studies." *Pediatric annals*. 2005 Aug;34(8):650-4, 6. PubMed PMID: 16149753.

16. Venn RM, Karol MD, Grounds RM. "Pharmacokinetics of dexmedetomidine infusions for sedation of postoperative patients requiring intensive caret." *British journal of anaesthesia*. 2002 May;88(5):669-75. PubMed PMID: 12067004.

17. Tan JA, Ho KM. "Use of dexmedetomidine as a sedative and analgesic agent in critically ill adult patients: a meta-analysis." *Intensive care medicine*. 2010 Jun;36(6):926-39. PubMed PMID: 20376429.

18. Maze M, Scarfini C, Cavaliere F. "New agents for sedation in the intensive care unit." *Critical care clinics*. 2001 Oct;17(4):881-97. PubMed PMID: 11762266.

마취 중 환자 감시

진정마취를 시행하는 경우 의식 저하 정도를 감시하는 마취심도 감시와 기도와 자발적 환기를 감시하는 청진과 심혈관계 기능을 감시하는 3요소가 필요하다.

마취심도 감시

의식 상태를 평가하기 위하여 관찰자 중심 진정 평가(Modified Observer Assessment of Alertness/Sedation, MOAA/S)와 뇌파와 안면 근육의 근전도를 스펙트럼 분석하여 이용하는 바이스펙트럼 지수(bispectral index, BIS) 또는 엔트로피(entropy) 등이 현재 보편적으로 많이 쓰이며, 그외 유발전위를 이용하는 청각유발전위(auditory evoked porential, AEPS), 사율신경계의 반응 등도 의식 수준을 확인하기 위해 많이 쓰이고 있다. 이러한 지수들은 직접 무의식과 무반응을 측정할 수는 없지만 환자의 반응을 예측하는 데 도움을 준다.

1. 관찰자 중심 진정 평가(Modified Observer Assessment of Alertness/Sedation, MOAA/S)

진정마취 시 술자는 환자의 반응을 통해 직접적으로 환자의 진정 정도를 평가할 수 있다. 직접평가법은 1974년 Ramsay 등이[1] 처음 발표한 이후 수많은 진척이 있었으며 여러 진정 척도들이 개발 되었다. 여기서 소개하는 관찰자 중심 진정 평가(MOAA/S)도 진정 시 그 유용성이 객관적으로 검증된 방법으로[234] 진정마취 시 현재 보편적으로 사용되는 평가법이다.(표 3) 그러나 환자의 반응이나 행동 양상에 따라 진정 정도를 측정하기 때문에 환자에게 시술 중에 질문을 해야 하거나 시술 시 환자의 몸이 가려져 행동 양상 확인이 불가능한 등의 문제가 있다.

표 4. 관찰자 중심 진정 평가

반응도	발음	얼굴 표현정도	눈	총점수
정상 반응과 정상 톤으로 이름을 말함	정상	정상	정상	5
늦은 반응과 정상 톤으로 이름을 말함	약간 느려짐	약간 편안한 모습	약간의 눈 감김(1/2 이하)	4
크게 이름을 불렸을 때만 반응을 함	확연히 느려지고 불분명해짐	확연히 풀어진 모습	확연한 눈 감김(1/2 이상)	3
살짝 흔들어야 반응을 함	몇 개의 알 수 있는 말만 말함			2
살짝 흔들어도 반응을 안 함				1

진정마취 심도를 확인하기 위해서는 뇌파를 바탕으로 신호 처리하여 알고리즘을 통해 의식 수준을 판별하는 장비들이 있으며 현재 사용되는 마취 심도 측정 장치는 전신마취시 사용을 목적으로 개발되었으나 진정마취 시에도 이용하고 있다. 그러나 진정마취 시에는 낮은 정확도, 느린 반응 속도 등의 자체적인 문

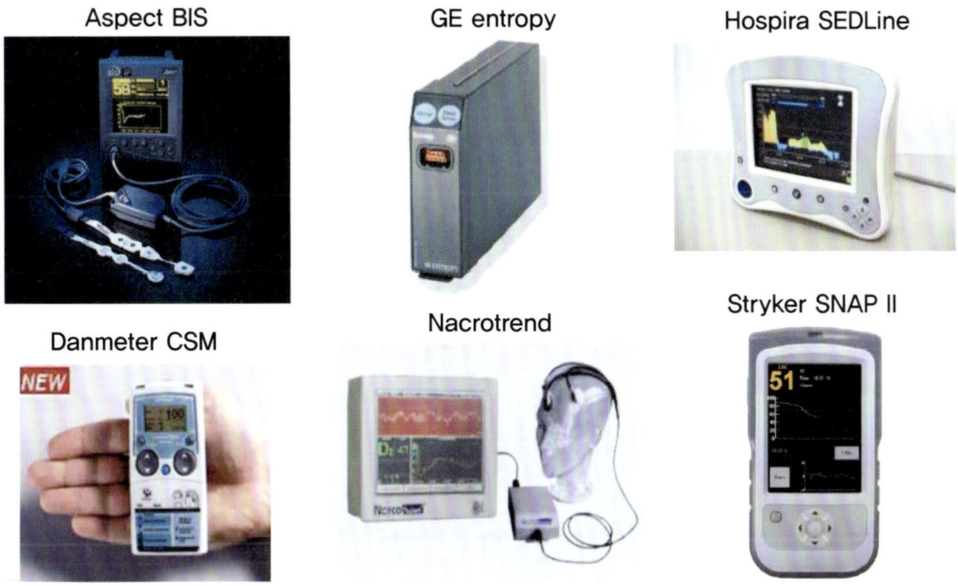

그림 3. 마취심도 측정 장비

제가 있으며 의식 수준과 별개로 기도의 상태나 환자의 호흡 능력의 차이에 따라 무호흡이 발생할 수 있으므로 그런 점들을 고려해서 사용해야 한다.

2. 바이스펙트랄 지수(Bispectral Index Score, BIS) 감시

이중분광계수(bispectral index, BIS)는 뇌에서 마취제나 진정제의 최면 효과를 측정하는 뇌전도(electroencephalogram, EEG)의 지표로서 통계학적으로 의식 및 무의식에 관련이 있다고 여겨지는 뇌파의 빈도(frequency), 진폭(amplitude) 및 위상각(phase angle)의 측정에 의하여 뇌의 활성도가 전혀 없는 경우를 0, 완전한 각성 상태에 있는 경우를 100으로 하여 환자의 현재 최면 상태를 숫자로 나타내 주는 지표이다.[56] 이 중 분광계수는 환자의 진정 정도를 비교적 정확히 측정할 수 있다고 알려져 있으며, 많은 연구가 이루어져 왔다. Liu 등[7]이나 Kearse 등[8]에 의하면 미다졸람이나 프로포폴 사용시 BIS 지수를 80 미만으로 유지함으로써 수술 중 발생하는 각성(recall)을 예방할 수 있었고 약의 전체 용량도 감소시켜 줄 수 있다고 보고하였다. 현재 이중분광계수는 진정 지수를 대신하여 적절한 진정 상태를 평가할 수 있는 방법으로 여겨지며 보편적으로 임상에서 사용되고 있으며 진정 시 BIS 지수를 관찰함으로 약 용량의 가감을 적절히 조절하여 환자의 각성이나 약물의 부작용을 최소화할 수 있을 것이라 생각된다.

그림 4. BIS 값에 따른 의식 상태 변화

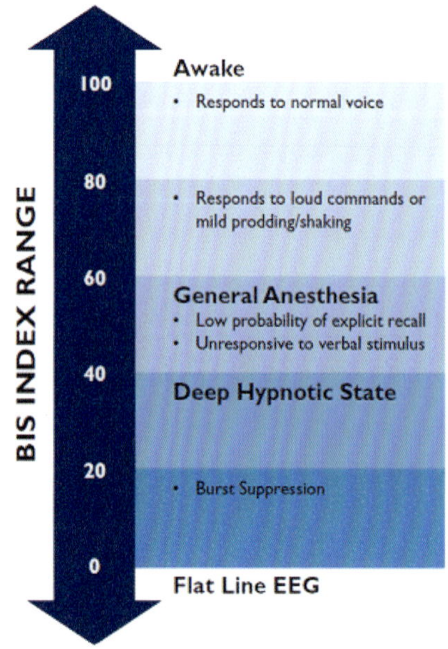

출처: https://www.semanticscholar.org/paper/The-Utility-of-Bispectral-Index-for-Titration-of-Parikh-Mehta/a011aadf7767c54ad9061075dea132dd0dbc1900

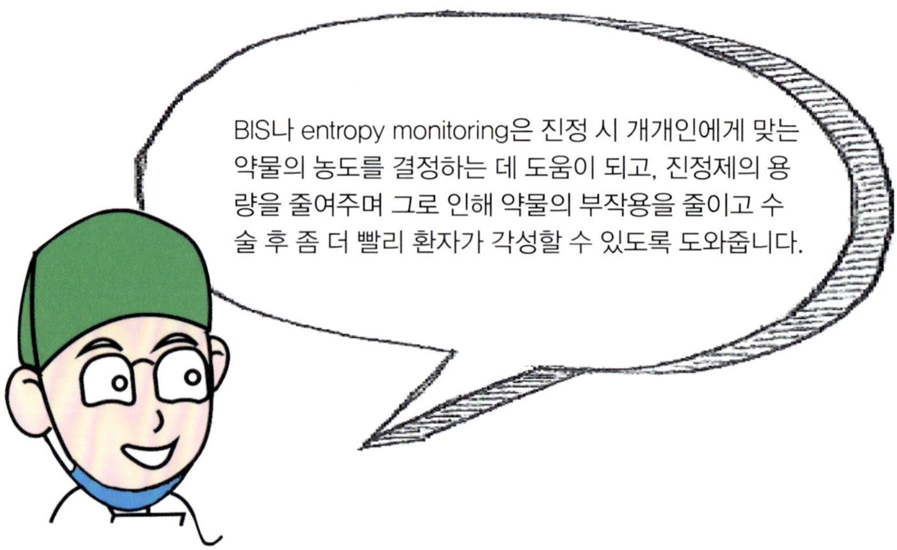

3. 엔트로피(entropy)

엔트로피란 물리적 개념으로서 "시스템 내의 무질서 정도"라는 뜻이다.[9] 뇌신경 신호의 파워 스펙트럼(power spectrum)에 간접적으로 적용되어 불규칙성(irregularity)과 예측 불가성(unpredictability)을 나타낸다.

뇌선도(electroencephalography, EEG)는 마취 심도가 깊어짐에 따라 더 예측 가능해지고 "질서(order)"를 갖음으로 엔트로피는 감소하게 된다. 이런 원리를 이용하여 뇌전도-엔트로피(EEG-entropy)는 가공되지 않은 뇌전도(raw EEG)에서 정보를 얻는 상태 엔트로피(state entropy, SE)와 얼굴 근전도검사법(facial electromyography, fEMG)로 부터 얻은 정보를 추가한 반응 엔트로피(response entropy, RE)로 구성된다. 상태 엔트로피는 대부분 뇌파로 구성된 0.8-32Hz 사이에서 이전 15초 내의 뇌파 자료로부터 계산되는 반면에 반응 엔트로피는 태아 자기뇌파검사법을 반영하는 32-47Hz를 뇌파에 포함시켜 0.8-47Hz 사이에서 계산되어 1.92초 내에 나타낸다.[9] RE는 fEMG에 민감하며, fEMG는 얕은 마취나 진정 시 작동하며 마취가 충분치 않을 때 고강도 통증 자극에 반응하고 각성시 fEMG가 급격히 증가한다. 엔트로피가 감소하면 환자의 반응이 소실됨을 관찰

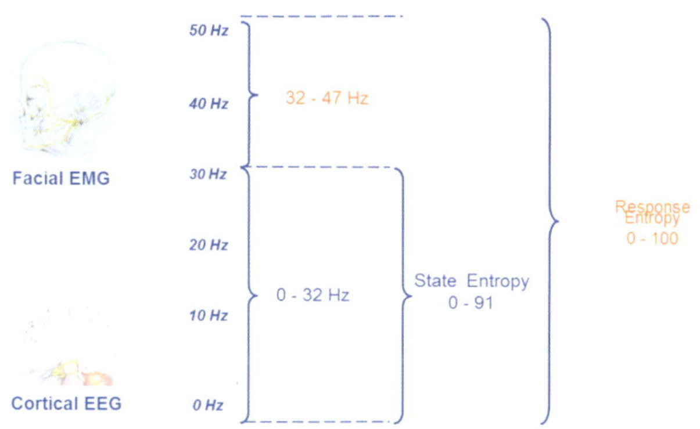

그림 5. 스펙트럼형 반응 엔트로피(Spectral Entropy)

RE는 뇌파의 엔트로피와 안면 근육의 근전도 신호(EMG)를 같이 평가하여 수술 반응에 좀 더 민감하며, SE는 의식 수준 즉 각성에 좀 더 특화되어 있다.

할 수 있고 RE의 갑작스런 증가는 fEMG의 활성에 기인하며 환자 각성이 임박했다는 것을 의미하게 된다.

엔트로피는 진정 시 RE를 통해 통증에 의한 환자의 갑작스런 반응에 대처하기 편리한 것으로 알려져 있지만, 마취의 심도를 평가하는 효능에 있어서는 바이스펙트랄지수 감시(BIS)와 큰 차이가 없는 것으로 알려져 있다.[10,11]

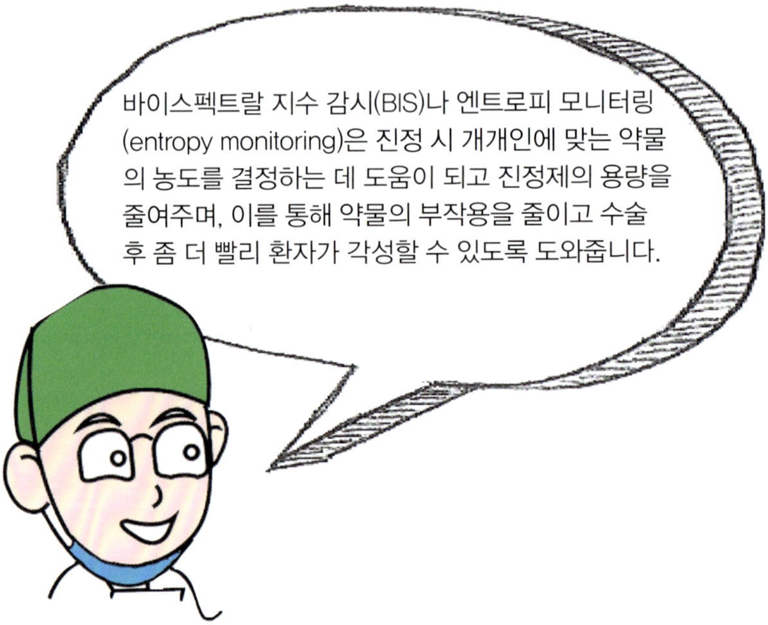

청각 유발전위(auditory evoked potential, AEPS)

감각이나 신경 자극은 중추신경계 내에서 작은 진폭의 신호 또는 유발전위(Evoked responses)를 일으킨다. 이러한 유발전위는 특수한 컴퓨터 신호 평균 기술에 의하여 뇌파로부터 분리될 수 있다. 유발전위는 감각 수용체, 감각 수용체와 유발전위 파형을 만들어 내는 신경 발전기(neural generator) 사이의 경로가 모두 기능적으로 온전한지를 평가하는 것이다.[12] 유발전위는 주로 신경 구조들이 기능적으로 온전한가를 감시하고, 신경 구조를 확인하며 신경 생리적 상태를 진단하는 데 사용되는데, 특히 마취제에 민감하기 때문에 마취제의 효과와 마취 심도를 측정하는 방법으로 연구되어 왔다. 유발전위 중에서도 중간 잠복기 청각 유발전위(mid-latency auditory evoked potentials, MLAEPS)가 비중 있게 연구되어 왔는데, 그중 Pa와 Nb 유발전위파의 진폭과 잠복기를 측정하여 마취제의 심도를 파악하였다.(그림 6) 하지만 자극 후 유발전위 발현까지 시간 지연이 있으며 환자에게 계속적으로 청각 자극을 주는 불편함으로 현재 임상에서는 많이 쓰이지 않고 있다.

그림 6. 청신경 자극시 나타나는 뇌파의 변화

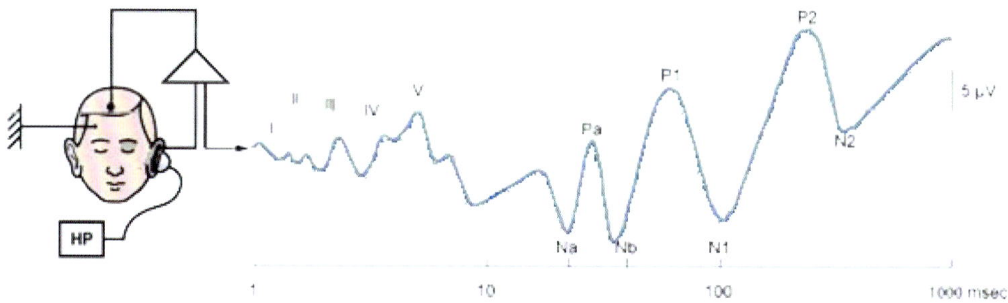

출처: http://www.neuroreille.com/promenade/english/audiometry/ex_ptw/explo_ptw.htm

호흡 감시

기도폐쇄 및 호흡 저하는 진정마취 시 가장 유발 빈도가 높은 합병증이다. 중등도 이상의 진정을 하는 환자에서는 반드시 호흡 감시가 필요하다. 호흡을 감시하는 방법으로는 육안으로 가슴의 움직임을 보는 방법부터, 호흡음을 청진하거나 호기말 이산화탄소분압을 측정하는 방법까지 다양하다.

호기말 이산화탄소분압 측정(capnography)

호기말 이산화탄소분압 측정은 환기 동안 경비 캐뉼라를 통해 환자의 기도에서 추출된 이산화탄소 농도를 연속적으로 농도와 시간의 형식으로 정량화한 것이다. 흡기 시 산소가 폐를 통해 우리 몸으로 들어가고 호기 시 몸에서 이용된 산소가 이산화탄소로 치환되어 폐를 통해 나오게 된다.(그림 7) 이때 나오는 이산화탄소의 분압을 나오는 시간 또는 호기량에 대한 변화를 그래프로 표시하는 것이 capnogram이다. capnogram은 흡기 및 호기시 이산화탄소 분압을 직접 모니터하고 이를 통해 동맥혈의 이산화탄소 분압을 간접적으로 모니터링하게 해주는 역할을 하며 저환기나 기도폐쇄시 capnograph의 크기가 감소하거나 나타나지

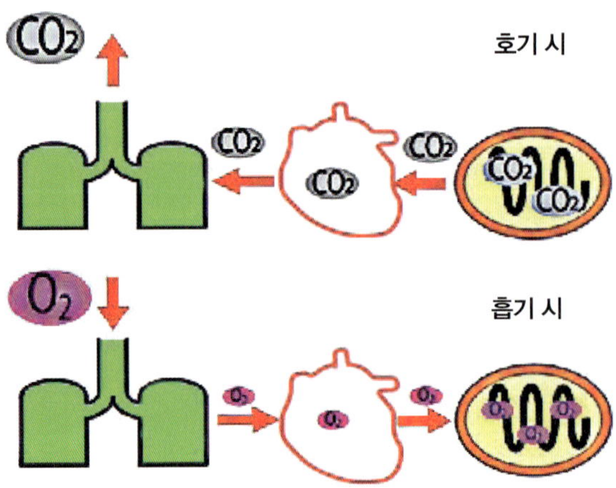

그림 7. 호기말 이산화탄소

세포에서 대사 후 발생한 이산화탄소를 숨을 내쉴 때 대기와의 분압차에 의해 폐를 통해 배출하게 된다. 우리는 이를 호기말 이산화탄소라 지칭한다. 반면 산소는 숨을 들이쉴 때 폐를 통해 몸으로 들어오게 된다.

그림 8. 기도폐쇄 시 나타나는 호기말 CO2 분압

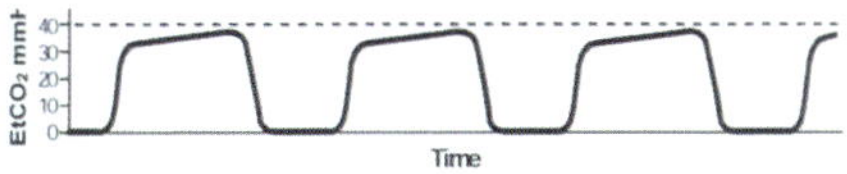

정상 호흡 시 호기말 CO2분압

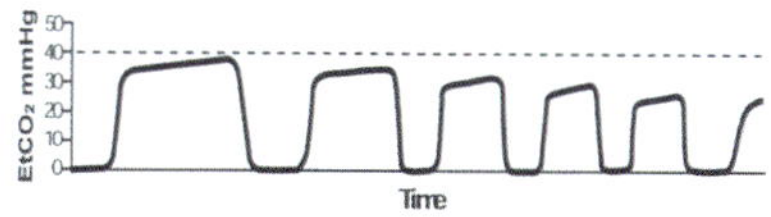

호흡 저하 시 호기말 CO2분압의 변화

않게 된다.(그림 8)

중등도 진정 시 호기말 이산화탄소분압 측정의 효용성에 대해서는 이견이 있지만 깊은 진정 시 호기말 이산화탄소분압 측정은 호흡을 평가하는 데 중요한 방법으로 추천된다. 그러나 보조 산소를 같이 투여하는 경로와 일치하는 경우 이산화탄소 농도가 될 수 있고 구호흡시 부정확할 수 있으며 심박출량이 낮거나 환기/관류 불균형이 있는 환자는 신뢰도가 떨어질 수 있어 단독으로 환기 평가가 어렵다고 알려져 있다.

그림 9. 호기말 이산화탄소분압 측정기기

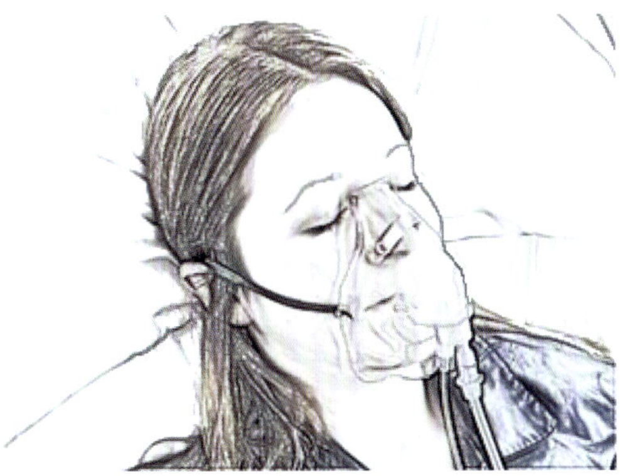

마스크 호기말 이산화탄소 분압 측정기

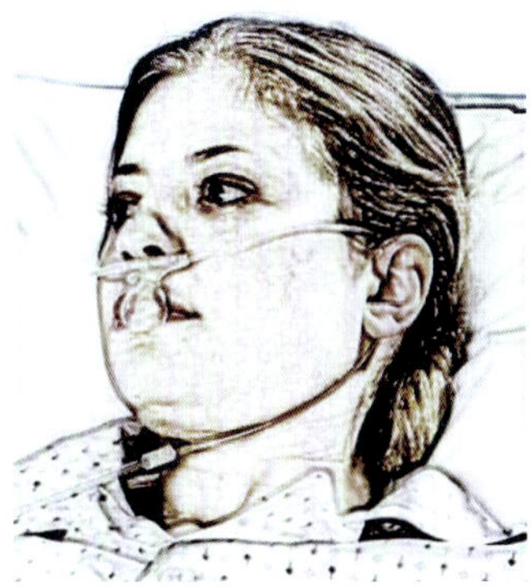

코삽입관(nasal cannula) 호기말 이산화탄소 분압 측정기

산소화 감시

산소화 중등도 이상의 진정에서는 필수로 필요하며 현재 손가락의 말초 동맥 산소 분압을 측정하는 맥동 산소화 측정기(pulse oxymetry)가 보편적으로 사용되고 있다. 맥동 산소화 측정기가 보편적으로 사용됨으로써 진정 중 저산소증에 의한 합병증을 효과적으로 줄일 수 있게 되었다. 최근에는 혈량측정법(plethysmography) 기술이 맥동 산소화 측정기와 함께 적용됨으로써 간접적으로 심박출량이라던지 자율신경계의 긴장도를 측정하는 기술들이 결합되어 현재 사용되고 있다.

맥박 산소 측정(pulse oxymetry)

맥동 산소화 측정기는 맥박산소포화도(SpO_2)를 측정하여 동맥혈 산소포화도를 비침습적으로 예측하는 장치이다. 동맥혈산소포화도는 동맥혈을 채취하여 가스 분석을 함으로써 알아낼 수 있지만 연속적인 감시가 불가능하고 매번 혈액을 채취하여야 한다는 약점이 있다. 고전적으로는 의사가 나안으로 손톱 밑이나 안흉부의 피부색을 관찰하여 청색증 유무를 관찰하는 것이 주된 방법이었지만 겉으로 드러나는 청색증은 산소화된 혈색소가 아닌 탈산소화된 혈색소의 농도에 의존하는 것이므로 환자의 총 혈색소 농도에 의해 기준이 달라질 수 있다. 맥동 산소화 측정기는 체의 일부에 두 가지 파장의 빛을 투과하여 흡광도의 차이에 의거하여 동맥혈 내 혈색소의 산소포화 여부를 백분율로 측정하는 감시 장치이다. 빛의 투과율이 높을수록 보다 적확한 값을 얻을 수 있어 손가락이나 귓볼 등에 주로 사용된다. 맥동 산소화 측정기는 동맥혈 산소 포화도가 감소하는 것을 조기에 감시할 수 있는 편리한 장비이나, 심한 쇼크, 저체온등 국소혈류가 감소하는 경우나 심폐우회술(cardiopulmonary bypass) 같이 맥박을 촉지할 수 없는 경우에는 맥박산소포화도를 구할 수 없는 단점이 있다. 또한 환자가 저산소증에 이르러서야 확인 가능하며 환자의 움직임이나 환자가 가진 질환에 따라 감지에 오류가 발생할 수 있고 심장에서 감지 부위까지 혈액 이동에 의한 시간차가 존재해 기도폐쇄나 호흡 저하의 초기 감지에는 부적절하다.

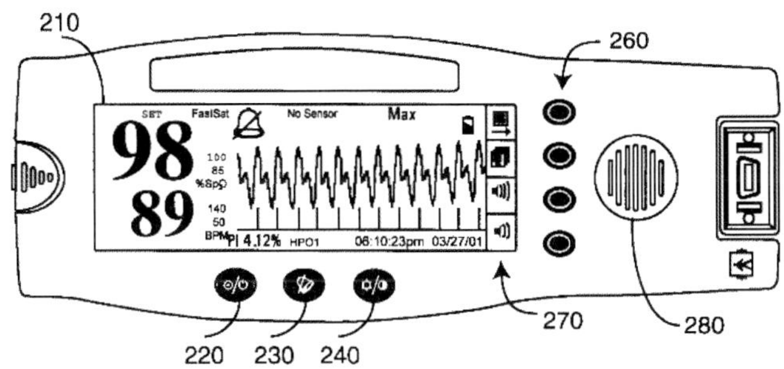

그림 10. 맥동 산소화 측정기

혈역학적 감시

진정마취 시 사용되는 다양한 약제는 신체 자율신경계를 억제할 수 있어 저혈량이나 수술의 자극에 대한 몸의 반응을 무디게 할 수 있다. 반면에 적절히 마취의 심도가 유지되지 않으면 자율신경계의 반응이 극도로 증가하여 원하지 않은 위험한 상황이(고혈압, 빈맥) 발생할 수 있어 주의를 요한다. 이는 혈압이나 심박수의 변화를 일찍 발견하여 조치함으로써 그 위험성을 줄일 수 있겠다. 혈압이나 심박수의 변화를 일찍 발견하기 위해선 규칙적으로 생체 증후를 측정하는 것이 도움이 되며 마취 심도가 안정적으로 유지될 시 5분 간격으로 생체 증후를 측정하는 것을 권장하고 있다. 심전도(electrocardiography, ECG)를 모든 환자에서 할

필요는 없지만 중등도 이상의 진정 시 심각한 심혈관계 합병증을 줄일 수 있을 것이라 생각된다.[13]

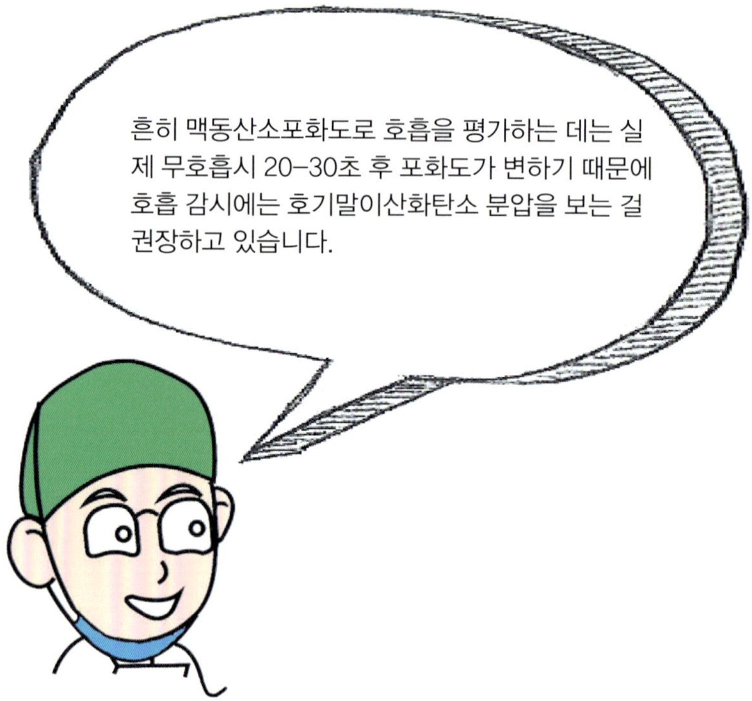
흔히 맥동산소포화도로 호흡을 평가하는 데는 실제 무호흡시 20-30초 후 포화도가 변하기 때문에 호흡 감시에는 호기말이산화탄소 분압을 보는 걸 권장하고 있습니다.

Reference

1. Ramsay MA, Savege TM, Simpson BR, Goodwin R. "Controlled sedation with alphaxalone-alphadolone." *British Medical Journal*. 1974 Jun 22;2(5920):656-9. PubMed PMID: 4835444. Pubmed Central PMCID: 1613102.

2. Puri GD, Mathew PJ, Sethu Madhavan J, Hegde HV, Fiehn A. "Bi-spectral index, entropy and predicted plasma propofol concentrations with target controlled infusions in Indian patients." *Journal of Clinical Monitoring and Computing*. 2011 Oct;25(5):309-14. PubMed PMID: 21964767.

3. Chernik DA, Gillings D, Laine H, Hendler J, Silver JM, Davidson AB, et al. "Validity and reliability of the Observer's Assessment of Alertness/Sedation Scale: study with intravenous midazolam." *Journal of Clinical Psychopharmacology*. 1990 Aug;10(4):244-51. PubMed PMID: 2286697.

4. Glass PS, Bloom M, Kearse L, Rosow C, Sebel P, Manberg P. "Bispectral analysis measures sedation and memory effects of propofol, midazolam, isoflurane, and alfentanil in healthy volunteers." *Anesthesiology*. 1997 Apr;86(4):836-47. PubMed PMID: 9105228.

5. Rampil IJ. "A primer for EEG signal processing in anesthesia." *Anesthesiology*. 1998 Oct;89(4):980-1002. PubMed PMID: 9778016.

6. Sigl JC, Chamoun NG. "An introduction to bispectral analysis for the electroencephalogram." *Journal of Clinical Monitoring and Computing*. 1994 Nov;10(6):392-404. PubMed PMID: 7836975.

7. Liu J, Singh H, White PF. "Electroencephalographic bispectral index correlates with intraoperative recall and depth of propofol-induced sedation." *Anesthesia and analgesia*. 1997 Jan;84(1):185-9. PubMed PMID: 8989022.

8. Kearse LA, Jr., Manberg P, Chamoun N, deBros F, Zaslavsky A. "Bispectral analysis of the

electroencephalogram correlates with patient movement to skin incision during propofol/nitrous oxide anesthesia." *Anesthesiology*. 1994 Dec;81(6):1365-70. PubMed PMID: 7992904.

9. Vakkuri A, Yli-Hankala A, Talja P, Mustola S, Tolvanen-Laakso H, Sampson T, et al. "Time-frequency balanced spectral entropy as a measure of anesthetic drug effect in central nervous system during sevoflurane, propofol, and thiopental anesthesia." *Acta Anaesthesiologica Scandinavica*. 2004 Feb;48(2):145-53. PubMed PMID: 14995935.

10. C. Balci, HS Karabekir, F Karaman, RG Sivaci. "Comparison of entropy and bispectral index during propofol and fentanyl sedation in monitored anaesthesia care." *Journal of International Medical Research*. 2009;37:1336-1342.

11. Bruhn J, Bouillon TW, Radulescu L, et al. "Correlation of approximate entropy, bispectral index, and spectral edge frequency 95 (SEP95) with clinical signs of "anesthetic depth" during coadministration of propofol and remifentanil." *Anesthesiology* 2003; 98:621-627.

12. Doi M, Gajraj RJ, Mantzaridis H, Kenny GN. "Relationship between calculated blood concentration of propofol and electrophysiological variables during emergence from anaesthesia: comparison of bispectral index, spectral edge frequency, median frequency and auditory evoked potential index." British Journal of Anaesthesia. 1997 Feb;78(2):180-4. PubMed PMID: 9068338.

13. American Society of Anesthesiologists Task Force on S, Analgesia by N-A. "Practice guidelines for sedation and analgesia by non-anesthesiologists." Anesthesiology. 2002 Apr;96(4):1004-17. PubMed PMID: 11964611

수술 중 마취 관리

진정마취 시 시술을 진행하기 전 필요한 장비들은 모니터링 장비(맥박 산소 측정기(pulse oximeter), 심전도 모니터(ECG monitor), 혈압계(BP Monitor), 호기 말 이산화탄소 분압 측정기(Capnometer) 등), 산소, 흡입기(suction), 그외 기도 관련 장비(나이별 airway kit crash cart), 응급소생술 장비(emergency resuscitation equipment), 약제(pharmacologic antagonists가 포함된) 그리고 ACLS 자격증을 가진 마취시술자 2명 이상을 필요로 한다. 중등도 이상의 진정마취 시 호흡 저하 및 기도폐쇄가 발생할 수 있어 보다 세밀한 감시와 더불어 진정마취를 시행하는 임상의 및 의료진은 기도관리와 산소 치료에 대한 충분한 지식과 술기를 습득하고 있어야 하겠다. 또한 일반적으로 진정 하 술기들은 적은 출혈을 동반하는 수술에 국한되지만 저혈량의 환자나 갑작스런 출혈에 대비하여 정맥로 확보 및 수액관리에 대한 지식도 같이 겸비하고 있어야 한다.

기도관리(airway management)

중등도 이상의 진정마취 시 호흡 저하 및 기도폐쇄가 언제든지 발생할 수 있어 적절한 기도관리가 중요하다.[1] 기도관리는 신체 필수 기관에 산소를 지속적으로 공급할 수 있는 필수적인 술기라 할 수 있겠다. 기도관리에는 하악 거상법(jaw thrust)이나 두부후굴 하악거상법(heat-tilt chin-lift), 마스크 환기법과 같은 간단한 술기에서부터 인두경 하 기도 삽관, 내시경 하 기도 삽관과 같은 전문 술기가 있다.

간단한 기도관리

1. 두부후굴 하악거상법(Head-tilt chin-lift)

두부후굴 하악거상법(The head-tilt chin-lift)은 기도폐쇄가 의심되는 환자에서 일차적으로 사용하는 가장 믿을만한 기도 개방 방법이다. 이 술기를 통해 혀를 목 뒤로부터 들어올림으로써 간단하게 기도 개방을 할 수 있는 장점이 있다.

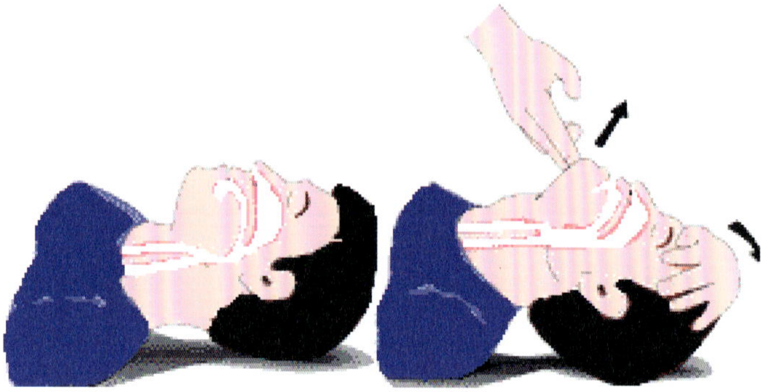

그림 11 . 두부후굴 하악거상법

2. 하악거상법(Jaw-thrust maneuver)

하악거상법(jaw-thrust maneuver)은 기도폐쇄가 의심되는 환자에서 머리 위쪽에서 시행할 수 있는 효과적인 기도 개방 술기법이다. 시행자는 엄지손가락을 이용하여 하악 후면을 상방으로 밀어 올리는 방식으로 기도를 개방시킨다. 이 술기는 하악을 전방으로 이동시키고 이로 인해 혀가 기도 입구를 막지 않도록 돕는다.

그림 12. 하악거상법

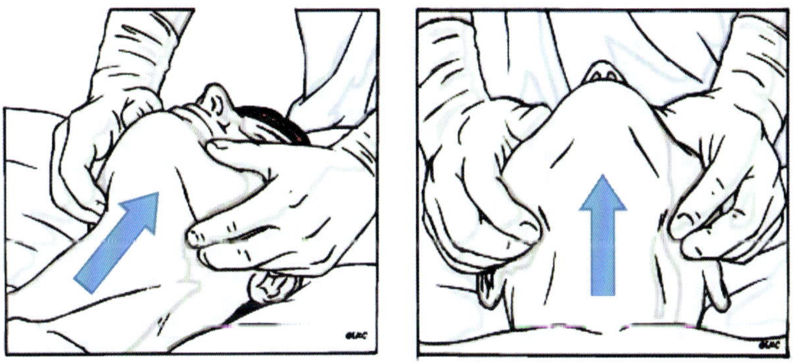

a. 엄지손가락은 하악 후면에 검지와 중지는 하악골의 전면을 잡아준다.

b. 그 상태에서 뼈만 누른채 상방으로 밀어 올린다.

3. 마스크 환기법

마스크 환기법은 환자가 자발호흡이 저하될 때 인공적으로 환기를 해주는 방법이다. 우선 왼손의 엄지손가락은 마스크 위 코 부위, 검지손가락은 턱 부위에 위치하여 환자의 얼굴에 마스크를 밀착시키고, 왼손의 나머지 세 손가락을 이용하여 턱 견인(chin lift), 하악 견인(jaw thrust), 기도 확장(neck extension)을 동시에 시행한다. 오른손으로는 호흡주머니를 이용한 양압환기를 시행하며 환기압은

$20cmH_2O$를 넘지 않도록 유의하여야 한다. 어려운 마스크 환기의 상황에 처하였을 경우에는 구강기도유지기를 삽입하거나, 혹은 2인 보조자에 의한 마스크 환기를 시도함으로써 해결하도록 한다. 이러한 시도에도 환기가 잘 이루어지지 않을 경우 환자를 깨우거나 후두경을 삽입하여 삽관 또는 성문 상에 거치하는 기도유지기(supraglottic airway devices) 등을 사용할 수 있다.

그림 13. 마스크 환기법

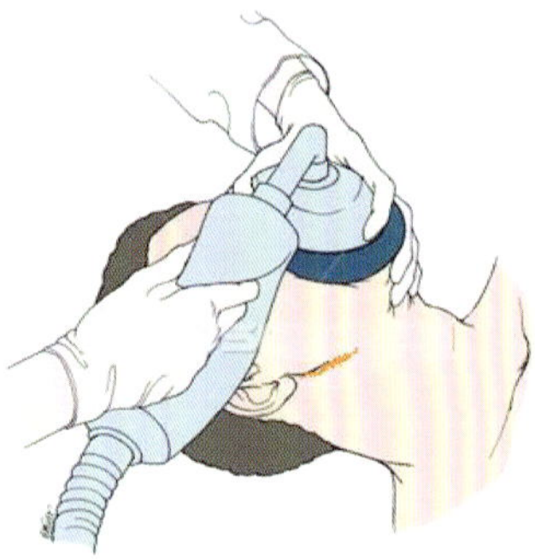

a. 1인 마스크 환기법

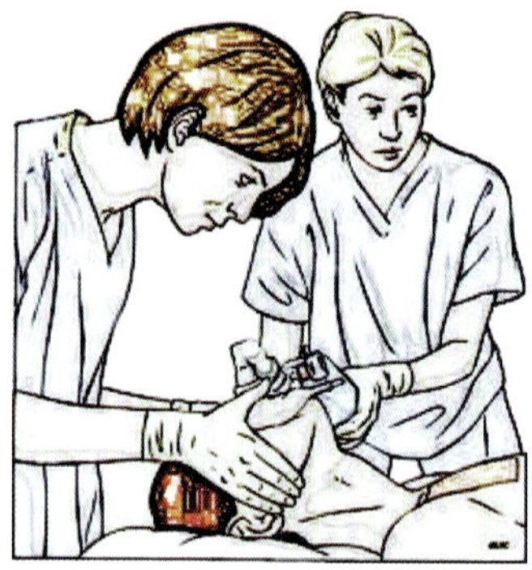

b. 2인 마스크 환기법

전문적 기도관리

1. 기도 삽관

진정마취라도 기도유지가 어렵거나 생체 징후가 불안정하고 산소화가 적절히 이루어지지 않으면 기도 삽관을 고려하여야 한다. 통상적인 방법으로는 후두경을 이용하여 기관 내 삽관을 용이하게 하기 위해 Knill 등이[2] "BURP"방법을 제안하였는데 이는 후두경 삽입 시 후두 전개를 용이하게 하기 위하여 갑상연골을 Back: 뒤로, Up: 위로, Right: 오른쪽으로, Pressure: 누르는 것을 의미하는 약자이다. 전통적으로는 구강축과 인두축 및 후두장축을 가능한 일직선에 가깝게 하여 후두 전개가 용이하도록 머리에 베개 등을 받쳐 높이고 목을 젖히는 "sniffing position"이 유리한 걸로 일반적으로 알려져 있다.

그림 14. 경구 기관 내 삽관법

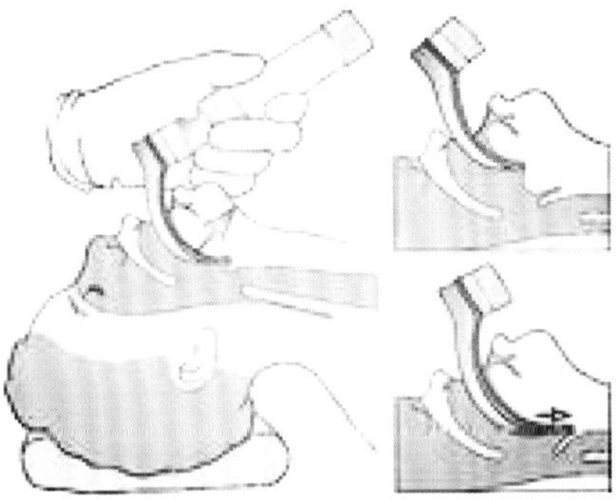

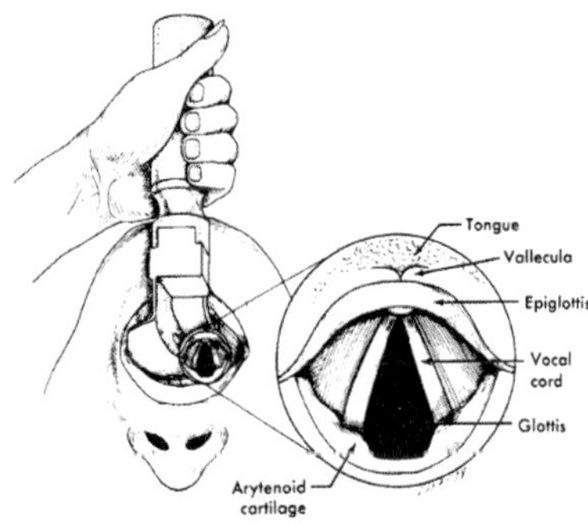

기관삽관을 위하여 후두경으로 후두를 관찰한 모습

1) 베개를 넣고 경후두관절을 신전시켜 구강, 인두, 후두의 축이 일직선이 되도록(sniff position) 한다.
2) 후두경 날을 후두개와(vallecula) 속으로 진전시킨다.
3) 후두개를 들어 올려 성문을 보이게 한다.
4) 기관 튜브를 성문열로 통과시킨다.(커프가 성대 통과 후 1-2cm 들어가는 위치에서 멈춤)
5) 주사기로 커프에 바람이 새지 않을 최소한의 공기를 넣는다.
6) 양쪽 폐음을 청진하여 기관 내 튜브의 바른 위치를 확인한다.

2. 산소화(oxygenation)

중등도 이상의 진정 시 호흡 저하로 인한 저산소증이 유발될 수 있으며 산소를 투여함으로써 저산소증을 예방하고 저산소증으로 인한 합병증을 감소시켜 줄 수 있는 것으로 알려져 있다. 일반적으로 저산소증시 심혈관계에 부담을 줄 수 있어 산소요법을 통해 이러한 부담을 줄여 줄 수 있는 장점이 있지만 과도한 산소 투여시 무기폐의 발생 증가와 CO_2 혼수상태를 유발할 수 있어 적절한 투여가 중요하겠다. 산소요법은 산소를 전달하는 방식에 따라 크게 고유량 방식(high flow system)과 저유량 방식(low flow system)으로 나뉜다.

표 5. 산소치료의 고유량 방식과 저유량 방식의 비교

	고유량 방식(high flow system)	저유량 방식(low flow system)
특징	환자는 기계가 제공하는 가스만으로 호흡이 가능하다. 흡기가스의 산소 농도를 일정하게 할 수있다.	간단한 장치로도 쉽게 사용이 가능하다. 적은 양의 산소로도 공급이 가능하다.
장점	환자의 호흡 양상에 상관없이 정확한 산소를 투여할 수 있다. 산소 농도를 조절하기 용이하다.	안전하고 간편하다. 저농도의 산소공급 시 효과적이다.
단점	장치가 복잡하고 저유량 장치에 비해 고가이다. 안면 수술 시 공간을 많이 차지하여 적용 하기가 어렵다.	FiO_2를 40% 이상 올릴 수 없다. 호흡에 따라 산소 유량에 변화가 크다.
장비	마스크(Mask) 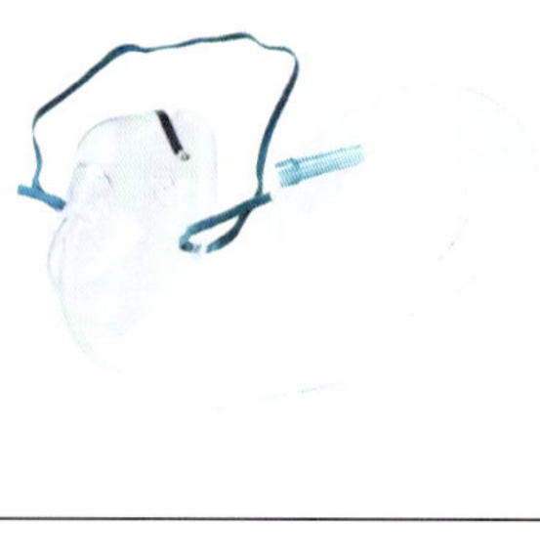	코삽입관(Nasal cannula) 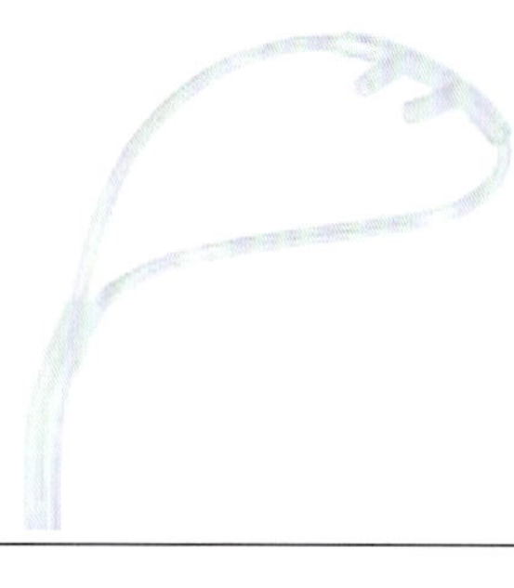

수액관리(fluid management)

진정마취 시 정맥로 확보는 필수가 아니므로 구강이나 항문, 근육 내로 진정하는 경우에는 정맥로 없이 술기를 진행할 수 있다. 하지만 비정맥로로 진정을 하는 경우에도 추가적인 진정제 투여와 약물 투여로 인해 정맥로를 추가적으로 잡을 수 있다. 또한 일반적으로 진정 하 술기들은 적은 출혈을 동반하는 수술에 국한되지만 예상하지 못한 저혈량에 의한 저혈압이나 갑작스런 출혈, 정맥로 막힘 등이 발생할 수 있어 의료진은 정맥로 확보 술기 및 수액 관리에 대해서 충분히 숙지하고 있어야 한다.

마취의 기록

마취 기록을 하는 것은 마취 관리의 기본이며, 마취과 수련을 받기 시작하는 의사로서 가장 먼저 배워야 하는 업무라고 할 수 있다. 의료 분쟁이 날로 증가함에 따라 오늘날에는 마취 기록이 더욱 중요한 위치를 차지하게 되었다. 마취기록을 하는 목적은 환자에게 적절한 치료를 하는데 도움이 되고, 교육·연구·통계를 위한 자료로 활용되며, 의료 분쟁시 법적 증거물을 확보하기 위함이다. 마취 기록이 이러한 목적으로 이용되기 위해서는 읽을 수 있는 글씨로 정확하고 완전하게 기록되어야 하며, 마취 방법, 마취 중의 생리적 변화, 마취 중 발생하는 부작용이나 합병증 등이 자세히 기록되어야 한다. 진정마취 시에도 마취 기록이 작성되어야 하며 마취 기록에는 환자의 혈역학적 지표(혈압, 심박수), 호흡수, 말초동맥 산소포화도 등의 기록이 기재되어야 한다. 이 지표들은 수술 시작과 함께 일정한 간격으로 기록되어야 하며, 이를 통해 수술 중 지표들의 경향을 파악하여 환자의 각성이나 부작용등을 미리 예측하고 그에 따른 예방적 처치 및 진정제 추가 투여 여부를 결정하는 데 도움을 받을 수 있겠다. 이런 이유로 마취 기록은 매우 중요하지만, 마취 기록을 하느라 환자의 치료가 지연되거나 소홀해져서는 안된다는 점을 명심해야 하겠다.

표 6. 진정마취 기록지 양식

<table>
<tr><th colspan="6">진정마취 기록지</th></tr>
<tr><td colspan="3">수술명 ....
환자명 ....</td><td colspan="3">집도의 ....
나이 ....세 몸무게 ....kg</td></tr>
<tr><td colspan="2">알러지 ....</td><td colspan="2">ASA 등급 ....</td><td colspan="2">복용 약물 ....</td></tr>
<tr><td colspan="3">수술 전 평가</td><td colspan="3">진정마취의 심도</td></tr>
<tr><td colspan="2">환자 금식 -</td><td>예 / 아니오</td><td colspan="2">의식이 있는</td><td>....................</td></tr>
<tr><td colspan="2">보호자 동반 -</td><td>예 / 아니오</td><td colspan="2">깊은 진정</td><td>....................</td></tr>
<tr><td colspan="2">수술 중 각성 -</td><td>예 / 아니오</td><td colspan="3"></td></tr>
</table>

약제

1 ....

2 ....

3 ....

4 ....

5 ....

6 ....

7 ....

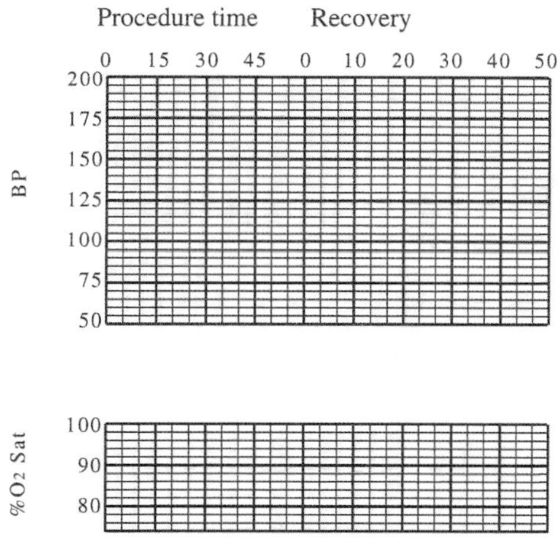

정맥로

위치 ....

바늘의 굵기 .... Gauge

기타 부작용

감시 장비

BP, ECG, %O2 Sat., Pulse, et co2 담당 마취과의사

....

퇴원기준		퇴원요약
1. 생체 징후 안정		
2. 수술 후 회복 평가 점수		
3. 보행 가능 여부		
4. 보호자 동반 유무		
5. 환자에게 수술 후 회복 관리에 관한 설명서 지급		
6. 총 회복 시간		서명 ....

Reference

1. American Society of Anesthesiologists Task Force on S, Analgesia by N-A. "Practice guidelines for sedation and analgesia by non-anesthesiologists." *Anesthesiology*. 2002 Apr;96(4):1004-17. PubMed PMID: 11964611.

2. Knill RL. "Difficult laryngoscopy made easy with a "BURP"." *Canadian journal of anaesthesia = Journal canadien d'anesthesie*. 1993 Mar;40(3):279-82. PubMed PMID: 8467551.

회복 관리

비록 수술적 술기가 끝났다 하더라도 회복 중에 합병증이 발생할 위험이 있기 때문에 많은 주의가 필요하다. 수술 자극이 감소하거나 약물의 제거가 늦추어지면 늦게라도 다시 진정이 될 수 있으며 심혈관계의 기능 저하도 함께 초래할 수 있다. 아직 어떠한 모니터링이 수술 후 진정환자에서 어느 정도 효과가 있는지 충분히 연구되진 않았지만 대다수의 많은 임상의들은 지속적인 감시와 모니터링 그리고 적절한 퇴원 기준에 따라 퇴원시킴으로써 합병증을 줄여줄 수 있는 것으로 생각하고 있다. 특히 외래수술인 경우에는 퇴원 후 환자를 감시할 수가 없어 회복 관리를 통해 이러한 위험을 줄여주고 미리 예측하여 대처하는 것이 중요하겠다. 밑에 표 7은 미국마취과학회에서 진정 후 회복실에서 퇴원이나 퇴실 시 제시하고 있는 가이드라인으로 각 병원에 상황이나 수술의 종류에 따라 적용의 차이점이 있겠지만 병원별 진정 후 퇴원/퇴실 가이드라인을 만드는 데 도움이 될 것으로 생각된다. 환자의 퇴원 결정은 마취회복 점수표(Aldrete's recovery scoring)를 기초로 10점일 때 가능하다고 통상적으로 적용하고 있으며 적어도 진정술기와 마지막으로 사용한 약제(특히 역전제(reversal agent))를 주입한 시간이 2시간 이상 지난 경우에 허용하고 있다.

표 7. 진정환자의 회복 및 퇴실 기준(미국 마취과학회 2002)

본 가이드라인은 보편적인 가이드라인으로써 각각의 수술에 따라 별도의 퇴원 기준이 필요하며, 밑에 보여주는 가이드라인은 기본적인 기준으로 몇몇 기준이 각 병원의 기준에 맞지 않을 수도 있습니다.

일반 기준

1. 진정마취 후 퇴원의 결정이나 수술 후 회복의 감시는 진료의나 면허를 가진 의료진에 의해서만 결정되어야 한다.
2. 회복실에는 환자를 적절히 감시할 수 있는 장비와 소생술을 시행할 수 있는 장비가 구비되어 있어야만 하며 이러한 장비들은 바로 사용할 수 있어야만 한다.
3. 중등도 이상의 진정마취를 한 환자는 퇴원이나 퇴실 기준에 부합되지 않는 한 지속적으로 감시를 하여야 한다. 감시의 기간이나 측정 간격은 수면의 정도, 환자의 전신 상태 그리고 수면 마취의 방법에 따라 결정된다. 환자의 산소화 감시는 호흡 저하 위험이 없어질 때까지 하여야만 한다.
4. 의식 정도, 생체 징후, 환자의 산소화 정도(필요시)는 주기적으로 측정되어 기록되어야 한다.
5. 담당 간호사나 교육을 받은 의료진은 퇴원/퇴실 기준이 충족될 때까지 합병증의 발생 유무를 감시하여야 한다.
6. 퇴원/퇴실 기준이 충족될 때까지 합병증이 발생할 경우 합병증을 관리할 수 있는(기도관리 및 인공호흡기를 사용할 수 있는) 의료진이 즉시 대처할 수 있어야 한다.

퇴실/퇴원 기준

1. 환자의 의식은 명료하여야 하며 신생아나 수술 전부터 의식에 이상이 있었던 환자들은 의식 수준이 수술 전 상태로 돌아와야 한다. 임상의나 보호자들은 소아 환자가 카시트에서 고개가 숙여져 기도가 막힐 수 있음을 충분히 인지하고 있어야만 한다.
2. 생체 징후는 안정적이어야 한다.
3. 점수 시스템(Scoring system)을 사용하는 것이 퇴실의 적절성을 기록하는 데 도움이 된다.
4. 마지막 길항제(날록손(naloxone), 플루마제닐(flumazenil)) 투여 후 재진정되는 것을 예방하기 위해 최소 2시간 이후에 퇴실/퇴원이 가능하다.
5. 외래환자는 집까지 동행해서 수술 후 합병증을 보고 할 수 있는 어른과 동행하여야 퇴원할 수 있다.
6. 외래환자와 보호자에게는 수술 후 합병증, 섭취 가능한 음식, 투약할 약, 응급시 걸 전화번호에 대해 글로 쓰여진 안내서를 제공하여야 한다.

회복실에서의 퇴실 점수 시스템

표 8. 마취회복 점수표(postanesthetic recovery score)

반사능력	2 명령 또는 자발적으로 네 팔다리 운동 가능 1 명령 또는 자발적으로 두 팔다리 운동 가능 0 명령으로도 모든 팔 다리 운동 불가능
호흡	2 심호흡 및 기침 가능 1 호흡곤란 또는 호흡운동 제한 0 무호흡
순환	2 마취 전 혈압의 ±20% 이내, 정상 EKG 1 마취 전 혈압의 ±20%−50%, 약간의 EKG 변화 0 마취 전 혈압의 ±50% 이상, 심한 EKG 변화
의식	2 완전 회복 의식상태 1 부르면 눈 뜸 0 무반응
피부색깔	2 분홍색 1 창백, 음울, 얼룩짐 0 청색증

표 9. 마취회복 점수표(Aldrete's recovery scoring)

변수	점수
1. 활동	
- 명령에 따라 4개의 사지를 움직일 수 있음	2
- 명령에 따라 2개의 사지를 움직일 수 있음	1
- 명령에 따라 사지를 움직일 수 있음	0
2. 호흡	
- 깊이 숨 쉬고 기침할 수 있음	2
- 호흡곤란	1
- 무호흡	0
3. 순환	
- 수축기 혈압이 마취 전 수준의 20% 이내에 있음	2
- 수축기 혈압이 마취 전 수준의 20-49% 범위 내에 있음	1
- 수축기 혈압이 마취 전 수준의 50% 이상에 있음	0
4. 의식	
- 완전히 깨어 있음	2
- 자극에 깨어날 수 있음	1
- 반응 없음	0
5. 산소포화도(맥박산소포화측정기)	
- 산소공급 없이 92% 이상	2
- 90%를 유지하기 위하여 산소공급 필요	1
- 산소공급을 하여도 90% 미만	0

비마취통증의학과
의료진을 위한 쉬운 진정마취

초판 발행 2018년 12월 17일
초판 2쇄 2023년 9월 11일

지은이 민두재
펴낸곳 고려대학교출판문화원
www.kupress.com
kupress@korea.ac.kr
(02841) 서울특별시 성북구 안암로 145
Tel 02-3290-4230, 4232
Fax 02-923-6311
찍은곳 한국컴퓨터인쇄정보

ISBN ISBN 978-89-7641-971-2 93510

값 12,000원
※ 잘못 만들어진 책은 바꿔드립니다.